ARCHANA Bhangare
SANDEEP Lahange
VIKASH Bhatnagar

Conceito de sistema digestivo na Ayurveda

ARCHANA Bhangare
SANDEEP Lahange
VIKASH Bhatnagar

Conceito de sistema digestivo na Ayurveda

Interpretação concisa de Annavaha Srotas (Sistema Digestivo)

ScienciaScripts

Imprint

Any brand names and product names mentioned in this book are subject to trademark, brand or patent protection and are trademarks or registered trademarks of their respective holders. The use of brand names, product names, common names, trade names, product descriptions etc. even without a particular marking in this work is in no way to be construed to mean that such names may be regarded as unrestricted in respect of trademark and brand protection legislation and could thus be used by anyone.

Cover image: www.ingimage.com

This book is a translation from the original published under ISBN 978-620-2-31821-1.

Publisher:
Sciencia Scripts
is a trademark of
Dodo Books Indian Ocean Ltd. and OmniScriptum S.R.L publishing group

120 High Road, East Finchley, London, N2 9ED, United Kingdom
Str. Armeneasca 28/1, office 1, Chisinau MD-2012, Republic of Moldova, Europe
Printed at: see last page
ISBN: 978-620-8-03214-2

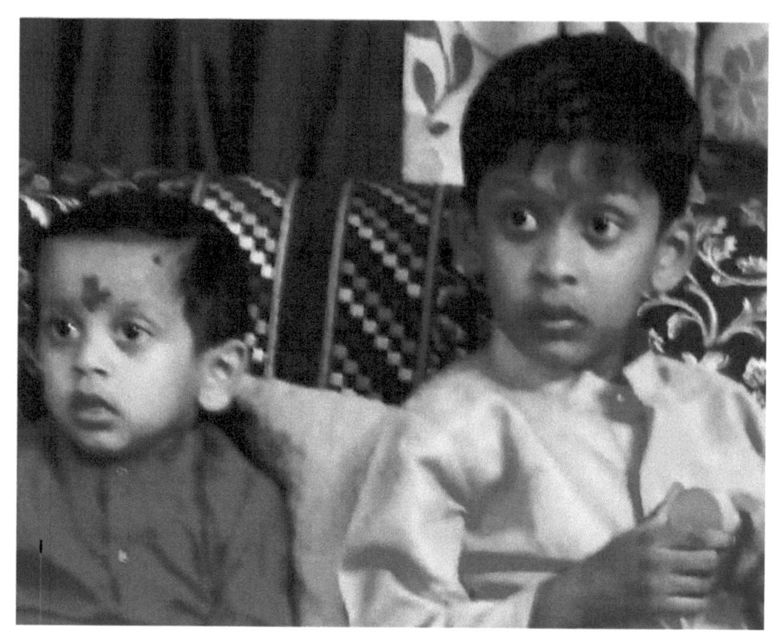

O MEU FILHO - SACHIN & SOHAM

RECONHECIMENTO

Na graciosa ocasião da conclusão deste trabalho, quero curvar a minha mão e saudar com a maior reverência o poder absoluto, último e supremo de Deus, porque sem as bênçãos desse poder supremo esta tarefa nunca teria sido possível. Desde o início até ao fim deste trabalho de dissertação, ao longo dos anos, foi recebida ajuda de várias pessoas, não sendo possível nomeá-las a todas.

*Neste momento, presto homenagem aos meus pais, **Shri Nivrutti Bhangare e Smt. Janabai Bhangare,** cuja bênção me levou a alcançar o objetivo do sucesso. Os seus esforços penosos e o seu amor e afeto inesgotáveis foram a inspiração para que eu conseguisse realizar esta tarefa com êxito.*

*Neste momento, lembro-me da força motriz por detrás de mim, o meu marido, **Dr. Sandeep Lahange,** que tem sido a principal fonte de progresso e sucesso em todos os domínios da minha vida. O seu amor e confiança em mim são uma das maiores conquistas da minha vida. Seria impossível para mim concluir um trabalho tão grande sem o maior apoio e amor do meu irmão, **Sr. Ajit.** Estou muito grato a Deus Todo-Poderoso por me ter abençoado com os meus adoráveis,* doces e queridos *filhos **Soham e Sachin,** cujas actividades e sorrisos inocentes aliviam todas as minhas tensões e cansaço e me dão uma força majestosa.*

Por último, estou muito grato a todas as pessoas que me ajudaram direta ou indiretamente e contribuíram com as suas opiniões para o meu trabalho.

__Dr. Archana Nivrutti Bhangare__..........&

Abreviaturas

A. Hr. Sha.	Astanga Hridaya Sharir Sthana
A. Sa. Su.	Astanga Samgrah Sutra Sthana
A. Sa. Sha.	Astanga Samgraha Sharir Sthana
Bha. Pra. Pu. Kha.	Bhava Prakasha Purva Khandam
Bhe. Sa. Sha	Bhela Samhita Shair Sthana
Cha. Sha.	Charaka Sharir Sthana
Cha.Chi.	Charaka Chikitsha Sthana
Ha. Sa. Sha. Sha.	Harita Samhita Sharir Shashta Sthana
Ka. Sa. Sha.	Kashyap Samhita Sharir Sthana
Ka. Sa. Su.	Kashyapa Samhita Sutra Sthana
Ka.Sa.Sha.Garbha.	Kashyap Samhita Sharir Garbhavkranti
Ma.Ni.	Madhav Nidan
Sh. Sa. Pu. Kha	Sharngdhara Samhita Purva Khanda
Sh. Sa.	Sharngdhara Samhita
Su. Chi.	Sushruta Chikitsha Sthana
Su. Ni.	Sushruta Nidana Sthana
Su. Sha.	Sushruta Sharir Sthana
Su. Su.	Sushruta Sutra Sthana

ÍNDICE

CAPÍTULO 1

Introdução

Ayurveda; é a ciência da vida mais antiga, dotada por Deus, que proporciona a cura de doenças e que foi memorizada e composta pelo criador *Brahma*. É considerada um ramo do *Athervaveda* e tratada como *Pancham Veda*. A boa saúde é a base de realizações como *Dharma, Artha, Kama* e *Moksha*. Os objectivos da *Ayurveda* são proteger a saúde das pessoas saudáveis e curar as doenças das pessoas que sofrem. Para atingir o objetivo supramencionado, o conhecimento do *Sharir Rachana* (Anatomia) e do *Kriya Sharir* (Fisiologia) é muito essencial para qualquer cirurgião e médico, porque sem o conhecimento destes dois elementos nunca será possível identificar o órgão ou o sistema para a manutenção da saúde de uma pessoa saudável ou para a cura da doença de uma pessoa doente. *Sharir* é a matéria de base da ciência médica. *O Sharir* é evidente pelo facto de todos os *Acharya* terem descrito o *Sharir Sthan* antes de iniciarem o *Chikitsa Sthan*. O núcleo do tratamento *ayurvédico* são os *Srotas*, uma rede interligada de funções corporais que se diz conduzirem uma energia sagrada e curativa da cabeça aos pés. Os *Srotas*, que significam canais, são muitas vezes considerados como diferentes partes do sistema de transporte do corpo. *Dosha, Dhatu* e *Mala* são os elementos básicos de construção do corpo. O seu fluxo contínuo e correto no corpo é essencial para a saúde do corpo. Estes são mantidos por *Anna* (ingrediente alimentar) que é ingerido a partir do exterior para se encontrar com o processo de digestão e transportado através de *AnnavahaSrotas*. Aqui é digerido completamente e separa o *Prasadbhaga* e o *Kittabhaga*. *O Prasadbhaga* é transportado para todas as partes do corpo e mantém *o Dhatu, enquanto o Kittabhaga* forma o *Dosha* e *o Mala. Srotas* é definido como os canais através dos quais se efectua a condução regular dos nutrientes para a alimentação e produção de *Dhatu*. A vitimação, o esgotamento e a manutenção das estruturas corporais existentes, ou seja, *Dhatu*, nunca são possíveis sem *Srotas*. Os *Srotansi* são os canais através dos quais é possível a condução dos respectivos nutrientes para o seu respetivo destino. Depois disso, apenas esse órgão específico recebe a pacificação ou o esgotamento. Portanto, nenhum órgão pode ser mantido ou viciado sem *Srotas*. A utilidade do conhecimento do local de *Srotomoola* (origem) dos *Srotas* (canais) não é diretamente descrita na *Samhita*. Tal como uma árvore é gravemente afetada por um ferimento na sua raiz, também os canais de circulação no corpo humano são gravemente afectados quando o seu *Srotomoola* é ferido. Com este ponto de vista, *Sushruta* descreveu sintomas devidos à lesão no local de origem destes canais de circulação. Mas se estas origens devem ser tratadas nas viciações dos

Srotas ou se são apenas partes orgânicas, isto não é muito claro na descrição clássica. *Moola Sthan* dos *Annavaha Srotas* é *Amashaya* e *Vama Parshva* mencionado por *Charak*. De acordo com *Sushruta, os Annavaha Srotas* são dois e o seu *Moola Sthan* é *Amashaya* e *Annavahi Dhamanies*. Os sintomas produzidos por *Annavaha Srotoviddha* são *Adhmana, Shoola, Annadvesha, Chhardi, Pipasa, Andhyam* e *Maranam. De acordo com Charak, o Annavaha Srotamsi* fica viciado devido à ingestão intempestiva de uma quantidade excessiva de alimentos *Apathya* e à deficiência de *Jatharagni.* Os sintomas de *Annavaha Srotomoola Dusti* são *Annanabhilasha* (perda do desejo de comer), *Aruchi, Avipaka* e *Chhardi. O Acharya* explica novamente sobre *Pathya* e *Apathya,* ou seja, *Pathya* é aquilo que não é prejudicial aos *Pathas* do corpo e está de acordo com o gosto. Aquilo que é prejudicial para os *Pathas* e não é do agrado de ninguém não é certamente desejável. Na sociedade humana, enfrentamos muitos problemas relacionados com o estilo de vida e o stress, que aumentam de dia para dia. Nesta era moderna, devido ao estilo de vida sedentário, ao stress e aos hábitos alimentares deficientes, as pessoas sofrem de *Annadrava Shool.* Hoje em dia, cada pessoa está a correr atrás do seu objetivo de vida e não é capaz de seguir as regras e regulamentos adequados de *Dinacharya, Ritucharya* e dietéticos. Devido ao estilo de vida artificial, as pessoas adquiriram muitas doenças, chamadas perturbações do estilo de vida, e *a Annadrava Shool* é uma delas. Na era atual, a percentagem de *Annadrava Shool* está a aumentar de dia para dia. A linha de tratamento de *Annadrava Shool* é comummente utilizada apenas por enquanto. A doença volta a surgir vezes sem conta. Foram apresentadas muitas teorias com muitas novas hipóteses para descrever esta doença na *Ayurveda* e na ciência moderna. A hipótese desta dissertação é que, se conhecermos muito bem o *Moola Sthan* de determinados *Srotas,* será mais fácil gerir as doenças que lhe estão associadas. Desta forma, poderemos estabelecer o papel do *Srotomool* no tratamento ou na patologia de determinados *Srotas.* Assim, o objetivo deste estudo é explorar a base científica dos princípios *ayurvédicos* entre os *Srotas* e *o Srotomool* no que diz respeito às doenças relacionadas com esses *Srotas específicos.* Como vemos o *Samprapti* de *Annadrava Shoolaa* devido à vitimação de *Vata* e Pitta, comer *Anna* ou *Vidahi* ou *Avidahi* é *Vidagdha.* Se as mesmas causas continuarem presentes, então aumenta *Amlata* que produz *Shopha* em *Amashayic Kala.* Se não for tratada corretamente, provoca *Amashayic Kshata* e os doentes sentem uma dor penetrante no abdómen. *Shool* aparece nas três fases da digestão, ou seja, depois de terminada a digestão, durante a digestão e na digestão que ainda não começou. No estado acima descrito, *Anna* está presente na forma líquida, o que produz *Shool.* A *Shool* não está a diminuir devido ao uso de *Pathya* ou *Apathya Anna*. *O Shool* está sempre a aparecer, quer quando se ingere *Anna*, quer quando não se ingere *Anna*. O doente não se sente confortável em qualquer condição, como sentado, deitado ou de pé. Quando *a Anna* e *a Pitta* viciadas são expelidas pelo vómito, o *Shool* desaparece imediatamente. *A Annadrava Shool* não é curada facilmente.

NECESSIDADE DE ESTUDO

Nos clássicos *da Ayurveda*, a descrição anatómica do *Sharir* é um assunto que requer muita investigação. Os pormenores do *Sharir* mencionados no nosso *Samhita* são deduzidos pelo *Acharya* com a ajuda de *Pramana* como *Pratyaksha, Anumana* e *Upamana*. As suas inferências e descobertas foram mencionadas de forma muito concisa ou *Sutra*. Para ter um conceito muito claro destas teorias, temos de tentar compreender e decifrar o *Sutra*. Existe ainda uma grande lacuna na interpretação dos termos anatómicos mencionados nos clássicos. A utilidade do conhecimento do local de *Srotomoola* (origem) dos *Srotas* (canais) não é diretamente descrita no *Samhita*. Este estudo ajudará a compreender melhor o conhecimento da anatomia gastrointestinal e o seu aspeto aplicado. Neste livro, as referências relacionadas com o título proposto são recolhidas de textos clássicos da *Ayurveda*, especialmente do *Vrihattrayi*. Várias publicações, internet, livros relacionados com a história da Anatomia moderna, trabalhos de investigação e actas de seminários relacionados com o tema são recolhidos e é feita a sua análise crítica e avaliação. Ideias relevantes de fontes aliadas sobre o assunto também são complementadas. São feitos esforços humildes e honestos para encontrar um conceito claro em anatomia.

CAPÍTULO 2
CONCEITO DE SROTAS

Revisão histórica de Srotas:

Antes de se dedicar ao estudo de qualquer assunto, o conhecimento histórico é muito necessário. O fluxo contínuo de conhecimento desde a sua origem e as evidências estabilizadas são conhecidas como história. A história denota o passado de um determinado assunto. O objetivo do estudo da história de qualquer assunto não é apenas a recolha de períodos, mas também a descoberta das raízes e a sua apresentação com base em evidências. Desde o *Kala Védico* até à era atual, a palavra *Srotas* é usada em que referências e qual é o significado exato dessa palavra nessa referência particular ou nesse contexto.

***Srotas* em *Veda*:**

A palavra *Srotas* está presente nos quatro *Vedas* - *Rigveda, Yajurveda, Samaveda* e *Atharvaveda*. É discutida em pormenor no *Atharvaveda*. A palavra *Srotas* está a ser utilizada no sentido de *Marga* nos *Vedas*. No *Atharvaveda*, os sete poros presentes na região da cabeça, *Mana* e *Buddhi* são todos considerados como *Navadwara*. A palavra *Asrava* é utilizada em muitos sítios que clarificam a função dos *Srotas*. A excreção da urina também é descrita no *Atharvaveda*, que dá pormenores sobre *Mutravaha Srotas*. A palavra "*Kha*" também é utilizada para *Srotas* porque é sinónimo de *Srotas* devido ao facto de pertencer a *Aakasha*. A palavra *Snava* é usada para *Vata Nadi* e a palavra *Strava* também é usada para *Vata Nadi*. *Dhamanis* e *Siras* também são descritos no *Atharvaveda*, que são chamados de sinónimos de *Srotas*. O *Marga* (caminho) de *Prana* é descrito no *Yajurveda*, que pode ser considerado como *Pranvaha Srotas*. *Annavaha Srotas* é denotado pela descrição do processo de ingestão de alimentos, sequência de *Dhatupushti*. Os *Srotas* são comparados com as quedas de água que caem das montanhas. Há sete poros em *Urdhva Pradesha* e *Payu, Upastha* em *Adhopradesha* considerados no *Brahmina Grahya Sutra*. No *Bhel Samhita*, o número de *Srotasa* externos é 10, mas a descrição é apenas para 9 *Srotas*, exceto *Karna* (orelha). Não existe um capítulo diferente para os *Srotas*, mas no *Chikitsa Sthana* a palavra *Srotas* e os seus sinónimos são utilizados no sentido de *Srotodushti*. No *Shrangdharsamhita*, o termo *Randhra* é dado a 9 orifícios externos, um orifício extra presente em *Mastakaknown* como *Brahma Randhra*. Existem três orifícios extra nas mulheres - dois no peito e um no útero. Para além destes orifícios, existem numerosos orifícios na pele, conhecidos como *Suksmachidra*. No *capítulo Garbh Prakarana do Purva Khanda, Bhavprakash* descreveu resumidamente os sintomas dos *Srotas*. A passagem em que *Mann, Prana, Anna, Jala, Dosha, Dhatu, Updhatu,*

Dhatumla, Mutra, Purisha, etc. estão a circular no corpo, conhecidos como s *Srotas*. Eles são numerosos e incontáveis.

Representação de Srotas

A palavra *Srotas* tem origem na principal raiz sânscrita ***"Sru Srawane"***, que significa a estrutura de fluir, exsudar, filtrar, escorrer e permear. De acordo com *Amarkosha*, significa fluxo do rio em hábitos naturais. De acordo com *Shabdakalpdrum*, *Srotas* deriva de ***"Sravati Srotah sru"***, que significa fluxo de líquido. *Vachaspatyam* explica que o termo *Srotas* é usado como *Chhidra* (poros) e *Nihsaran* (exsudação) no corpo. *Chakrapanidatta*, no seu comentário, explica o *Srawan Karm.* É aquele pelo qual o *Poshak Rasa* é levado para o *Poshya Dhatu.* Ele observou que *o Srawana Karma* transporta rasa e *Poshya Dhatu* (precursores nutritivos dos tecidos) no corpo. Segundo *Charaka,* os canais de circulação que transportam o *Dhatu* (elementos dos tecidos ou os seus constituintes), em transformação, para o seu destino são designados por *Srotas*. Para elaborar o conceito, *Charaka* utilizou o termo *"Parinamamapadyamananam"* (que significa em transformação), que sugere o facto de os canais transportarem os elementos de tecido que estão em transformação do seu estado anterior, como *Rasa* para o seu estado subsequente *Rakta, Rakta* para *Mamsa* e *Mamsa* para *Meda*, etc. O uso do termo *"Ayanarthena Dhatu"* significa para o seu destino (produtos), mas apenas os *Dhatus* (produtos) em movimento, que estão destinados a ser transformados noutro *Dhatu* situado noutro lugar, são transportados por eles.

Chakrapanidatta fez uma menção direta à especificidade dos *Srotansi*. Ele observa que *os "Srotansi"* não transportam *os Sthira Dhatus*, mas apenas os *Dhatus* que estão a sofrer transformações metabólicas. Os *Dhatus* que são formados consecutivamente a partir dos *Dhatus Poshaka* são *Dhatus* permanentes. Os materiais nutritivos de um determinado *Dhatu* não o nutrem através de um *Srotas* diferente do seu, devido à localização do *Poshya Dhatu* em diferentes partes do corpo. Assim, os nutrientes significados por *Asthi Dhatu*, enquanto são transportados por *Rasa* através de *Meda* (indiretamente por *Mamsa Dhatu* como sendo precursor de *Meda)*, podem ser autorizados a percorrer os *Ayanamukhas* de *Medovaha Srotas*. Também pode haver uma afinidade entre *Asthi Dhatu* e *Mamsa Dhatu* para a nutrição. De acordo com os pontos de vista *ayurvédicos*, o *Mamsa Dhatu* necessita de um tipo particular de substância *Parthiva*, uma vez que a mesma é necessária para o *Asthi Dhatu*, ou seja, o cálcio. O *Srotas* em causa trata do fornecimento de cálcio para nutrir o *Asthi Dhatu*. Aparentemente, decide que tipo específico de substância *Parthiva* é permitido, em que padrão e quantidade, através dos seus *Ayanamukhas*, no seu caminho para *Mansa* ou *Asthi Dhatu*, conforme o caso.

O termo *Srotas* refere-se, em particular, a canais microscópicos de transporte, como se pode ver na observação *de Charaka* de que *os Malas* (produtos residuais) são removidos dos *Dhatus* (tecidos) com uma nutrição adequada, na medida do necessário· *Chakrapanidatta*, no seu comentário sobre o que precede, apresentou dois aspectos de *Srotansi*, ou seja

(a) São estruturas através das quais se processa o *Sravana* (escorrer, exsudar, filtrar e permear) dos fluidos.

(b) São canais através dos quais os fluidos corporais são transportados de um sítio para outro.

Este ponto de vista é apoiado pela raiz do significado de *Ayana*, ou seja, *En-Gatau*, que significa mover-se ou ir, e "*Mukha*", "*Mukha-Moksane*", que significa deixar ou libertar-se. *A* definição de *AcharyaCharaka* de *Srotas* como "*Srawanat Srotansi*" também é semelhante à anterior. Desta forma, no *Charaka Samhita,* a palavra "*Srotas*" tem um significado extenso. Ao esclarecer este facto, afirmou que as variedades específicas de canais de circulação no corpo humano são em número igual ao das entidades estruturais nele existentes.

Acharya Sushruta definiu *Srotas* como o canal oco, com exceção de *Sira* e *Dhamani*, que, com origem no espaço da raiz, se espalha no corpo e faz circular e exsudar as entidades específicas. O comentador *Dalhan* do *Sushruta Samhita* aceitou no seu comentário que todas as estruturas através das quais circulam *Prana, Anna, Jala, Rasa,* etc. *Dhatus* e *Malas* são *Srotas*. *Vagbhatta* comparou *os Srotas* com as passagens e poros extremamente finos presentes no caule do lótus. Ele observou que *os Dhatus* se separam por todo o corpo através de *Dwar* muito finos de *Srotas* que estão espalhados extensivamente no corpo. De acordo com *Sharangadhar* e *Bhava Mishra*, todas as passagens através das quais *Mana, Prana, Anna, Jala, Doshas, Dhatus, Updhatus* e *Malas* são transportados no corpo são conhecidas como *Srotas*.

Formação de *Srotas* e a sua composição *panchbhautica* Sob o título de função de *Vayu*, *Acharya Charak* afirmou que *Vayu* cria os canais grosseiros e subtis que são dominados por *Akasha Mahabhuta*. *Acharya Sushruta* mencionou que *Vata*, com o apoio de *Ushma*, cria *Srotas* por divisão. Na formação dos *Srotas*, *Akasha Mahabhuta* é dominante, embora a constituição dos *Srotas* seja *Panchbhautic*. Além disso, ele esclareceu que o espaço vazio, os canais grandes e pequenos, juntamente com o som e o sentido auditivo, são *Antariksha* (predominantes no *Akasha Mahabhuta)*. *Acharya Charak* observou que as substâncias nutritivas que alimentam os *Dhatus* são submetidas a *Paka* pelo *Ushma* (Agni) dos *Dhatus*, sendo depois disponibilizadas aos *Dhatus* através dos seus próprios *Srotas*.

Sinónimos de *Srotas:-* - - - - - Sinónimos de *Srotas*

Nos clássicos ayuvédicos, são utilizados vários termos como sinónimos de *Srotas*. *Acharya Charak, Vagbhatta* e outros *Acharya* apresentam os sinónimos de *Srotas* da seguinte forma

1. *Sira*
2. *Dhamani*
3. *Rasayani*
4. *Rasavahini*
5. *Nadi*
6. *Pantha*
7. *Marga*
8. *Chhidra*
9. *Samvrit-asamvrit*
10. *Sthana*
11. *Ashaya*
12. *Niketa*
13. *Dhatvakasha*
14. *Kshaya*
15. *Ayan*
16. *Kha*
17. *Srotansi*
18. *Anão.*

Estrutura e morfologia das *Srotas:-*.

De acordo com *Acharya Charak, os Srotas* têm a sua cor semelhante à do *Dhatu* transportado através dele. *Os Srotas* podem ser cilíndricos, *Sthula* (macroscópicos), *Anu* (microscópicos). *Dirgha* (grande) e *Pratan* (reticulado) em forma. *Sushruta* diferenciouos de *Siras* e *Dhamanis*, que podem assemelhar-se a eles. Como, por natureza, existe um espaço oco no caule e na haste do lótus, *os Dhamanis* também têm um espaço canalizado semelhante, através do qual a rasa é recebida e circulada. *Vagbhatta* comparou *os Srotas* com as passagens e poros extremamente finos presentes no caule do lótus. Ele observou que a rasa se espalha por todo o corpo através de *Dwaras* (poros) muito finos de *Srotas*, que são distribuídos extensivamente no corpo, muito parecidos com os canais minúsculos presentes no caule do lótus.

Assim, os factos sobre a estrutura dos *Srotas* podem ser concluídos da seguinte forma

1-Os *Srotas* são de cor semelhante à dos *Dhatus* que transportam.

2-Podem ser cilíndricos (*Vritta*) ou longos ou rectos ou reticulados.

3-Podem ser de tamanho macroscópico e microscópico.

4-Srotas são ramos muito pequenos de canais grosseiros que se originam de órgãos e cavidades do corpo, como o coração.

5-As estruturas designadas por *Srotas* não incluem *Siras* e *Dhamanis*.

6-Srotas são estruturas ocas.

7-Todos os *Dhatus* do corpo são nutridos pelo fenómeno de exsudação ou permeação através de poros presentes no corpo, são *Srotas*.

Função e importância dos *Srotas*:- Função e importância dos *Srotas*

A função dos *Srotas* é a seguinte

1-Todas as entidades estruturais são originárias de *Srotas*.

2 - Enquanto estes canais de circulação (*Srotas*) desempenharem as suas funções normais, o corpo permanece livre de doenças.

3-Srotas transportam os elementos (*Dhatus* ou os seus constituintes) em transporte até ao seu destino.

4-Srotas mantêm ou nutrem as entidades estruturais do corpo para evitar a sua destruição.

5-Excretam os produtos residuais (*Malas*) do corpo.

6- Transportar a respiração vital para uma boa saúde.

7-Todos os *Doshas, Dhatus, Malas, Updhatus, Mana, Prana, Anna, Udaka, Malakhya* e *PrasadakhyaDhatus* são transportados no corpo através de *Srotas*.

8- Qualquer anomalia nos *Dhatus* provoca anomalias noutros *Dhatus* e *Srotas*, conduzindo a uma doença.

9-Desenvolvimento e nutrição de diferentes *Bhavas* do corpo não é possível sem *Srotas*.

10-Os *Doshas Vata, Pitta* e *Kapha* são transportados dos *Srotas*.

O *11-Mana* é transportado em *Chetan Sharir* pelos *Srotas*.

12-Os *Srotas* em estado anormal não só deterioram o estado de *Dhatus*, mas também causam anormalidade no funcionamento dos *Srotas* próximos, levando a muitos distúrbios locais, como efeitos *Pratishyaya* na cavidade nasal e na faringe, levando a *Kasa* e vice-versa. A infeção pode entrar no ouvido, causando dor e surdez. Se a infeção entrar nos seios da face, pode causar dor de cabeça. Da mesma forma, torna-se a causa de *Yakshma* e *Atisar* se a infeção entrar nos *Pranavaha Srotas* e *Mahasrotas*, respetivamente. Assim, as funções desempenhadas pelos *Srotas* em diferentes locais do corpo por várias estruturas são

1-Grahan *Karma* (armazenamento) - é a função de todos os seios do fígado.

2-Pachan *Karma* (digestão) - é a função da membrana mucosa do estômago.

3-Poshan *Karma* (nutrição) - é a função da linfa e dos vasos sanguíneos.

4-Nisaran *Karma* (eliminação) - é a função da membrana dos olhos, do nariz e do trato urinário.

5-Srawan *Karma* (secreção) - é a função de todas as membranas do corpo.

6-Shoshan *Karma* (absorção) - a absorção dos alimentos digeridos é efectuada especialmente pela membrana mucosa do intestino delgado e outras estruturas também o fazem.

7-Vahan *Karma* (transportar) - é a função do revestimento endotelial dos vasos.

8-Vivechan *Karma* (seletividade) - é a função da membrana mucosa do duodeno e do rim.

Todas as funções acima referidas são intervencionadas pelos *Srotas*.

Classificação dos Srotas:-.

Nos *samhitas ayurvédicos*, existem dois pontos de vista principais sobre o número de *Srotas*.

1-Inumerável

2-Numerável

Os Srotas foram classificados de diferentes formas, de acordo com muitos pontos de vista.

1- Visível e invisível.

2-*Sthula* (grosseiro ou maroscópico) e *Sukshma* (microscópico)

3-Urdhva *Srotas* (canais na parte superior do corpo) e *Adhoh Srotas* (canais na parte inferior do corpo).

4-Bahirmukha *Srotas* (abertura externa do corpo) e

Antarmukha Srotas (abertura interna do corpo).

5- De acordo com o *Dosha*.

  a---Vatavaha Srotas

  b---Pittavaha Srotas c---Kaphavaha Srotas

6- ***Dhatuvaha Srotas-***

Estes são os portadores de *Sapta-Dhatus*.

  a. *Rasavaha Srotas*

  b. *Raktavaha Srotas*

  c. *Srotas de Mamsavaha*

  d. *Medovaha Srotas*

  e. *Asthivaha Srotas*

  f. *Majjavaha Srotas*

  g. *Shukravaha Srotas*

7-Malavaha ***Srotas-***

  a. *Mutravaha Srotas*

b. *Purishavaha Srotas*

c. *Srotas de Swedavaha*

8-Abhyanter *Rogmarga* (caminho interno da doença) e *Bahya Rogmarga* (caminho externo da doença)

9-Srotas que indicam os órgãos do corpo-

a. *Karna Srotas*

b. *Nasa Srotas*

c. *Stanya Srotas*

d. *Yonikarnika Srotas*

e. *Srotas de Mushka*

f. *Phala Srotas*

g. *Urah Srotas*

10-Alguns outros *Srotas- a. Shabdavaha Srotas b. Sangyavaha Srotas c. Loamkoop Srotas d. Marma Srotas e. Manovaha Srotas f. Ashruvaha Srotas*

De acordo com *Charak*, as variedades específicas dos canais de circulação no corpo humano são as mesmas em número que as entidades estruturais do mesmo. Por conseguinte, os *Srotas* são inumeráveis, mas os treze *Srotas* principais, que descrevem o seu local de origem e as causas de viciação, são os seguintes

1. *Pranavaha Srotas*

2. *Srotas de Udakavaha*

3. *Srotas de Annavaha*

4. *Rasavaha Srotas*

5. *Raktavaha Srotas*

6. *Srotas de Mamsavaha*

7. *Medovaha Srotas*

8. *Asthivaha Srotas*

9. *Majjavaha Srotas*

10. *Shukravaha Srotas*

11. *Mutravaha Srotas*

12. *Purishavaha Srotas*

13. *Swedavaha Srotas.*

Em vez destes *Srotas* descreveu *Artavavaha Srotas* no contexto de *Garbha Prakaran.*

Acharya sushrutahas forneceu onze pares de *Srotas*, especialmente no contexto de ferimentos, e mencionou os sintomas de perfuração na sua raiz, como se segue

1. *Pranavaha Srotas*
2. *Srotas de Annavaha*
3. *Srotas de Udakavaha*

4. *Rasavaha Srotas*
5. *Raktavaha Srotas*
6. *Srotas de Mamsavaha*
7. *Medovaha Srotas*
8. *Mutravaha Srotas*
9. *Purishavaha Srotas*
10. *Shukravaha Srotas*
11. *Artavavaha Srotas*

Sushruta omitiu os *Srotas Asthi, Majja* e *Swedavaha* na sua contagem, esclarecendo os diferentes modos de abordagem dos *Srotas,* pelo *Shalya Tantra* e *Kayachikitsa*. Dalhan observou o tipo especial de dor (*Vedana Vishesh*) que se manifesta no caso de *Srotodushti* (envolvimento patológico dos srotas). Por outro lado, o facto de *os Srotamsi* estarem espalhados por todo o corpo é importante do ponto de vista da *Kayachikitsa*. Os tipos especiais de dor que se podem manifestar devido à perfuração ou lesão dos *Srotas* presentes cm certas partes especiais do corpo são importantes para conhecer o prognóstico de tais condições. Pelo contrário, *a Kayachikitsa* reconhece os *Srotas* que estão espalhados por todo o corpo e que incluem um extremamente fino. Qualquer envolvimento patológico destes pode manifestar tipos subtis de dor que podem não ser reconhecidos ou ajudar na avaliação do prognóstico de tal envolvimento.

Conceito de *Sira, Dhamani* e *Srotas*

De acordo com Charak, as palavras *Sira, Dhamani* e *Srotas* têm significados diferentes, como

Sira- através do qual a matéria líquida tem fluxo (*Sarana*)

Dhamani- que tem pulsação (*Dhaman* ou *Spandan*) ocorre.

Srotas - que é transportado (*Srawanat)* de *Drava*.

De acordo com *Sushruta,* as palavras *Sira, Dhamani* e *Srotas* são aplicadas de diferentes formas.

***Sira*-** São chamados *Sarvavaha* e são responsáveis pela circulação dos *Dravyas*. *Os Siras* são de quatro tipos: *Tamra, Neela, Shweta* e *Aruna*. Os *Moola Siras* são em número de quarenta, mas os *Siras* são chamados *Saptasirashatani* (setecentos).

Dhamani - Estes são nabhi prabhava (originados de nabhi) e vinte e quatro em número. Dalhan disse que os *dhamanies* não são apenas estruturas tubulares santificadas, mas também são estruturas sólidas como *Vata-Nadi* (nervo), que são responsáveis por diferentes sentidos e movimentos. *Dhamani* é um tubo geralmente pulsante que é responsável pelo transporte de *Rasa-Raktadi* de *Hridaya* para *Sthayi Dhatus* (elementos de tecido formados e existentes) através de ramos cada vez mais pequenos.

Srotas-

Dalhan descreveu *os Srotas* como canais que têm a sua origem em *Khadantaram* e são responsáveis pelo transporte dos *Raktadi Dhatus*. Estes estão presentes em todo o corpo humano.

Ao diferenciar *Sira, Dhamani* e *Srotas, Sushruta* apresentou diferentes razões para tal, como se segue

Vyanjanatvat-

    Sira, Dhamani e *Srotas* têm *Vyanjana* (sinal, sintomas e tamanho) diferentes. *Moola Sanniyamat-Sira Dhamani* e *Srotas* têm *Moolas* (local de origem) diferentes. *Os Siras* originais são quarenta e *Nabhimulam, os Dhamanis* são vinte e quatro e *Nabhi-Prabhava*. *Os Srotas* são vinte e dois e têm as suas diferentes *Moolas*.

Karma Vaisheshyat-

    Sira, Dhamani e *Srotas* têm funções diferentes. *Os Siras* são designados de acordo com o *Bhavapadartha* circulante como *Vatavaha, Pittavaha, Kaphavaha* e *Raktavaha* (por isso chamado *Sarvavaha*) *Doshas*. *Dhamani* faz circular a nutrição e todos os sentidos. *Srotas* transporta *Prana, Anna, Udaka, Rasadi Dhatus* e *Malas*.

Agamaat-

    Agam significa *Apta Vachana* (ponto forte), este termo é utilizado por todos os *Samhitagrantha ayurvédicos*. Observámos que estas três estruturas têm uma relação estreita, mas são estruturas totalmente diferentes, que parecem ser semelhantes, considerando alguns pontos como

1-Paraspara *Sannikarshat2-Sadrishagamanat*

3-Sadrishakarmatwa 4-Saukshmyachcha

Todas estas três estruturas parecem ser semelhantes, pelo que "*Sira-Dhamani Varjitam*" significa exceto *Siras* e *Dhamanis* grandes. Outras estruturas tubulares que são responsáveis pelo transporte de *Dravyas* são chamadas *Srotas*.

CAPÍTULO 3

ANNAVAHA SROTAS

Annavaha Srotas deriva de duas palavras, ou seja, Anna (ingrediente alimentar) e *Srotas* (passagem de transporte). *Anna* como *Ashita, Peeta, Leedha* e *Bhakshya* são essenciais para a vida. A vida não pode existir sem *Anna*.

De acordo com *Acharya Charak, Anna* é o *Prana* dos seres vivos e *Varna* (tez), *Prasannata* (alegria), *Swara* (boa voz), *Jivana* (vida), *Pratibha* (imaginação), *Sukha* (felicidade), *Santosha* (contentamento), *Pusti* (corpulência), *Bala* (força), *Medha* (intelecto), tudo isto depende de Anna (comida). *O Acharya* explica novamente sobre *Pathya* e *Apathya*, ou seja, *Pathya* é aquilo que não é prejudicial aos *caminhos* do corpo e está de acordo com o gosto. Aquilo que é prejudicial aos *Caminhos* e não é do agrado de ninguém não é certamente desejável. Aqui, *Path* é a *Marga* ou passagem ou *Srotas* que transporta a *Anna* (ingrediente alimentar) do meio ambiente para o processo de digestão, que se chama *Annavaha Srotas*.

ORIGEM DOS *SROTAS ANNAVAHA-*

De acordo com *Dhanwantari*, todas as partes do corpo se formaram ao mesmo tempo devido a *Vayu*. Estas são muito pequenas em tamanho, por isso não são vistas a olho nu. *Vayu*, juntamente com *Pitta*, demarca os canais de acordo com o objetivo e, da mesma forma, entrando em *Mamsa* (carne), demarca os músculos. A essência minúscula do sangue e de *Kapha* é actuada por *Pitta*, seguida pela corrida de *Vayu*, formando assim *Antra, Guda* e *Basti*. Aqui, o significado de *Antra* é *Mahasrotas* inteiro por causa da formação do sistema de vazio devido a *Vayu* da boca ao ânus. As partes moles, como *Mamsa, Rakta, Meda, Majja, Hridaya, Nabhi, Yakrita, Pleeha, Antra* e *Guda*, etc., são de origem materna, pelo que os *Matrija Bhavas* são úteis na origem dos *Annavaha Srotas*.

COMPOSIÇÃO *PANCHBHAUTICA* DOS SROTAS

O crescimento, a variação e a divisão no *Garbha* são efectuados através de *Mahabhuta*. *Vayu* é responsável pela divisão, *Pitta* é responsável pela transformação ou variação e *Akasha* é o responsável pelo crescimento. Assim, o principal componente físico de *Annavaha Srotas* é *Akasha* com *Apya, Vayu, Agni* e *Prithvi*. O principal *Mahabhuta* em *Mukha* é *Apya* devido a *Bodhak Kapha*. Em *Annanalika*, os principais *Mahabhuta* são *Vayu* e *Akasha*. *Amashaya* é o lugar de *Kapha* e *Pitta*, então o principal

Mahabhuta é *Apya* e *Agni*. *Kshudrantra* é o lugar da digestão, absorção e eliminação de mala, então o *Mahabhuta* principal é *Agni* e *Vayu*.

REVISÃO HISTÓRICA

Desde tempos imemoriais que se estabeleceu um inquérito de largo espetro sobre os *Annavaha Srotas*, que pode ser rastreado até à época pré-histórica. Isto é óbvio pela sua impressão na literatura mais primitiva, como *os Vedas*, a terapêutica mais antiga e outros manuscritos. *O Annavaha Srotas* é indicado pela descrição do processo de ingestão de alimentos e pela sequência de *Dhatupushti*. Os órgãos relacionados com o *Annavaha Srotas* foram descritos no mesmo sítio no *Atharva Veda*.

CHARAK SAMHITA-

A descrição pormenorizada do *Annavaha Srotas* está disponível no *Charak Samhita*. *Charak* explicou 13 *Srotas* no capítulo 5 do *Srotoviman* do *Viman Sthan* e o *Annavaha Srotas* é um deles. *O Moola Sthan* do *Annavaha Srotas* é *Amashaya* e *Vama Parshva*. *O Annavaha Srotamsi* fica viciado devido à ingestão intempestiva de uma quantidade excessiva de alimentos *Apathya* e à deficiência de *Jatharagni*. Os sintomas de *Annavaha Srotomoola Dusti* são *Annanabhilasha* (perda do desejo de comer), *Aruchi*, *Avipaka* e *Chhardi*. *Acharya Charak* descreve ainda no contexto de *Hikka* e *Shwasa*. Neste caso, *Vata*, juntamente com *Kapha,* obstrui os canais de *Prana, Udaka* e *Anna, produzindo* assim *Hikka*.

SUSHRUTA SAMHITA

Acharya Sushruta também explicou *Annavaha Srotas* no contexto de *Dhamani Vyakaran* capítulo 9 de *Sharir Sthan*. De acordo com *Sushruta, os Annavaha Srotas* são dois e o seu *Moola Sthan* é *Amashayu* e *Annavahi Dhamanies*. Os sintomas produzidos por *Annavaha Srotoviddha* são *Adhman, Shoola, Annadvesha, Chhardi, Pipasa, Andhyam* e *Maranam*. *Sushruta* mencionou que quando *Pitta* fica nos *Annavaha Srotas* e na sede de *Pitta*, ao comer *Vidahi* e *Avidahi Anna*, ambos se tornam *Vidagdha*.

VAGABHATTA SAMHITA;-

Não existe uma descrição pormenorizada dos *Srotas Annavaha* no Astanga Sangraha e no Astanga Hridaya. No Astanga Sangraha são descritos 13 *Srotas* apenas pelo nome de *Prana, Udaka, Anna* é um, *DhatusVaha* são sete e *Malas* são três, todos conhecidos como *Ayatana*. *Moola Sthan* de *Annavaha Srotas* é *Amashaya* e *Vama Parshva*. No

Astanga Hridaya, a abordagem é idêntica à do Astanga Sangraha, mas *o Moola Sthan* não é mencionado. *Os Srotas* são conhecidos como *Jeevitayatan* (base da vida).

KASHYAP SAMHITA;-

Kashyap deu o termo *Vipulsrota* que parece estar próximo do termo *Mahasrotas.*

Bhela Samhita;-

No *Bhela Samhita,* a descrição pormenorizada dos *Annavaha Srotas* não está disponível, mas no *Sadyomarniyamindriya Adhyaya* diz-se que a perda de consciência do corpo fraco devido a *Vata* e *o Avaran* de *Vata* agravado nos *Mahasrotas* provoca a morte imediata.

SINÓNIMOS DE *ANNAVAHA SROTAS*

Na literatura *ayurvédica*, há muitos termos, nomeadamente *Annamarga, Amashaya, Amapakvashaya, Kumbha, Kostha, Paktimarga, Paktisthana, Bhaktamarga, Mahasrotas,* etc., que são utilizados no sentido de canal alimentar. Acharya Charaka e Vagbhatta mencionaram os termos *Annavaha Srotas* e *Annamarga* no contexto de *Mahahikka.* Aqui, ambos os termos *Annavaha Srotas* e *Annamarga* são apenas uma indicação de um trato que é suposto transportar a *Anna* (ingrediente alimentar) da boca em diante. Sob a condição de *Mahahikka,* todo o canal alimentar fica obstruído ou afetado em algum ponto do sistema. Assim, no processo de deglutição, os movimentos esofágicos, gástricos e intestinais diminuem ou cessam. Por conseguinte, tendo em conta esta descrição específica, o *Annamarga* pode ser considerado como um trato gastrointestinal completo, em geral, e o esófago, em particular. O termo *Bhaktayana* foi utilizado por *Acharya Susruta* no contexto de *Arochak Pratishedha Adhyaya.* (su.u.57/3) O comentador *Dalhan* usou *"Annavaheshu Srotasu"* para *'Bhaktayanesu'.* Esta afirmação indica claramente que a passagem através da qual *Anna* é transportada é chamada de *Bhaktayana.*

No que respeita ao *Pachagni, Acharya Charak, Susruta* e *Vagbhatta* descreveram o *Annapachan* (digestão dos alimentos). Explicam ainda que *o Anna* (alimento) ingerido pela boca é expelido para o *Kostha,* onde tem lugar *a Sanghatabheda* do *Anna* (decomposição das partículas alimentares) e, em seguida, *o Pachkagni,* situado entre o *Amashaya* e o *Pakvashaya,* digere estes materiais alimentares e separa o alimento completamente digerido em *Sara* (parte potente ou nutritiva do alimento) e *Kitta* (produtos excretores ou resíduos). O termo *Kostha* tem sido utilizado em diferentes referências da literatura *ayurvédica.* De acordo com *Acharya Susruta Amashaya,*

Agnisthan, Pakvasthan, Mutrasthan, Rudhirsthan, Unduka e *Phuphusa* são coletivamente conhecidos como *Kostha*. De acordo com *Dalhan*, toda a parte central do *Kostha* é conhecida como *Antah Kostha*. No contexto de *Kamla*, *Kostha* é o local de *Kamla* onde se encontra o mala de cor amarela e é designado por *Kosthasrita Kamla*. De acordo com *Gangadhar*, *Kosthasrita Kamla* também é conhecido como *Kumbha Kamla*. *Chakrapanidatta* disse que *Kumbha Kamla* é o estágio diferente do *Kosthasrita Kamla*. De acordo com Kanthadatta em *Madhukosh, Kumbha* e *Kostha* são as mesmas estruturas devido à presença do carácter comum *"Sushir"*. *Kostha* é o *Antarmarga* e este *Antarmarga* também é chamado de mahasrotas que inclui *Amashaya* e *Pavashaya*. As doenças *do Antarmarga* são *Vaman, Atisar, Kasa, Shwasa, Udera* e *Jwar*, etc. *Damodar shatri Gour*, em *Abhinava Shariram*, descreveu *Kostha* como *"Kosthapaden Cha Udaroraso Guhe Annavahakhyam Mahasrotascha Parigrahyate"* e *Shabdarth Parishadyam* aceitou-o como a cavidade toraco-abdominal ou o canal alimentar ou os órgãos ocos e o abdómen. *Acharya Charak*, ao tratar do *Trayorogamarga* no *Sutra Sthan*, deu alguns sinónimos que representam o *Kostha* no corpo, ou seja, *Mahasrotas, Sharirmadhya, Mahanimna* e *Ama-Pakvashaya*.

Mahasrotas

O termo *Mahasrotas* representa um trato tubular que se estende desde a cavidade bucal até ao fim da abertura anal. Este *Srotas* divide-se em três partes

1. Da boca para *Amashaya.---Annanalika*

2. de *Amashaya a Unduka---Kshudrantra*

3. de *Unduka a Guda---Pakvashaya*

Estas são chamadas de partes *Urdhwa, Mudhya* e *Nimna*, respetivamente. Todos estes *Pratyangas* estão situados na parte *Madhya* do corpo. Este facto tem sido apoiado por diferentes *Acharyas*. De acordo com *Charak, o Vata* agravado entra nos *Mahasrotas* causando *Gulma*. O *Gulma de Kaphaja* e *Pittaja* encontra-se no *Amashaya* e *o Gulma de Vataja* encontra-se no *Basti*, que é a parte do *Pakvashaya*. Neste contexto, *Gangadhar* disse que *o Mahasrotas* é tão grande como *o Sira* aberto. Acharya Charak explica ainda o termo *Mahasrotas* no contexto de *Chhardi*, que *o Vata* viciado em *Mahasrotas* faz fluir os *Doshas* agravados para cima no corpo. Também aqui utilizou o termo *Amashaya*, de onde *o Dosha* agravado é expelido por vómito com dor em *Marma*. Aqui fica claro que *Amashaya* e *Mahasrotas* estão relacionados entre si, mas não são sinónimos. De acordo com Charak, Hridaya e Mahasrotas também são os Moola Sthan dos Pranavaha Srotas. No *Pratyaksha Shariram*, *Gananathsen* é muito claro com o termo *Mahasrotas*. Segundo ele, *Mukha, Grasanalika* (faringe), *Annanlika* (esófago), *Amashaya, Kshudrantrani, vrihadantra* são coletivamente conhecidos como *Mahasrotas*.

Ele indica os *Mahasrotas* como *Annapachan Yantra* (sistema digestivo), que se divide em duas partes: *Mukhya* (parte principal) e *Gaun* (parte secundária). O *Mukhya Annapachan Yantra* inclui o *Amashaya*, o *Kshudrantra* e o *Vrahadantra*, responsáveis pela digestão direta dos alimentos. Enquanto que *Danta, Jihwa, Lalagranthi, Grasanalika, Annanalika* e *Yakrita* estão incluídos no *Gaur Annapachan Yantra*, responsável pelo *Adaan* dos alimentos (ingestão), *Charwan* (mastigação), *Kledan* (lubrificação com muco) e *Nigaran* (deglutição). Ele elabora a função desempenhada pelos *Mahasrotas* e afirma que *Amashaya* é o lugar onde a digestão de *Apakva Anna* é iniciada, *Antra* é responsável pela digestão completa e absorção de nutrientes e *Vrahadantra* realiza *Dharan* (reservatório), *Shoshan* (absorção) e *Nihasaran* (excreção) de *Malabhuta Anna*. Além disso, ilustra as razões pelas quais estas estruturas se tornam parte dos *Mahasrotas*. Porque todas estas estruturas são partes de uma única grande estrutura tubular presente desde a primeira fase de *Garbha* ao longo da vida. Desta forma, devido à sua estrutura única, à sua grande extensão desde a cavidade oral até ao canal anal e à dependência de outros *Srotas* em relação a este, este grande *Srotas* é conhecido como *Mahasrotas*. Nesta referência, *P.V. Sharma* afirma que o ventre é vulgarmente conhecido como o grande canal no meio do corpo que se estende de cima para baixo, incluindo o *Amashaya* e o *Pakvashaya*.

Madhyasharir (Tronco)

De acordo com *Dalhan, Sharirmadhyabhaga* é designado por *"Antaradhi"*. Enquanto o comentador *Indu*, em *Sashilekha,* esclareceu o termo *Antaradhi* e afirmou que os limites de *Antaradhi* vão de *Jatru* a *Kati* no corpo (Indu em A.S.Sha.5/2). De acordo com *Arundatta*, em *Sarvangasundari, Antaradhi* é o *Madhyabhaga* do corpo, exceto *Shir* (cabeça), *Bahu* (mão) e *Sakthi* (perna). *Dalhan* explicou ainda o termo Madhya, que vai de *Kantha* até *Guda*.

Mahanimna---

Em *Ashtang Sangrah*, o termo *"Mahanimna"* foi utilizado em referência ao *Annapachan.* A comida ingerida é transportada por *Kanthanadi* (esófago) e chega a

Mahanimna. A comida é digerida com a ajuda de *Kaya-Agni* e produz *Prasad* rasa em *Mahanimna*. Este *Prasad Rasa* circula por todos os *Srotas*, seja *Samvritta* ou *Asamvritta* (A.S. Sha.6/69). *Mahanimna* foi aceite como a cavidade toraco-abdominal do corpo por *D.S.Gaur*.

Amapakvashaya-

De acordo com *Chakrapani*, o *Ashaya* de *Ama* e *Pakva Anna* é *Amapakvashaya*. (Chak. on Ch.Su.11/48) *Amashaya* e *Pakvashaya* são descritos separadamente na descrição de *Ashaya* (Su.Sha.5/8, A.S.Sha.5/46). *Gananath Sen* defende a sua opinião de que *Ashaya* é o *Adhisthan* onde se situam *Dhatu, Dosha, Mala* e *Mutra*. De acordo com *Acharya Sushruta- Vatashaya, Pittashaya, Shleshmashaya, Raktashaya, Amashaya, Pakvashaya, Mutrashaya* são coletivamente chamados de *Ashaya*. O 8th *Ashaya* no sexo feminino é *Garbhashaya*. Vagbhatta descreveu o Ashaya como Adhara, que são os seguintes: *Raktashaya, Kaphashaya, Amashaya, Pittashaya, Pakvashaya, Vatashaya* e *Mutrashaya*, respetivamente.

AMASHAYA

A estrutura em que *Anna* (alimento) se encontra sob a forma de *Ama/Apakva* (não digerido) é designada por *Amashaya*.

Aspeto anatómico

-De acordo com *Charaka, Amashaya* está situado entre *Nabhi* e *Stana*. (ch.vi.2/17). *Agni* começa a digerir a Anna situada no estômago a partir de baixo e categoriza *Rasa* e *Mala*, tal como os grãos de arroz com água guardados num recipiente se convertem em arroz cozido. De acordo com o sushruta, *Amashaya* está situado acima de *Pittashaya (*vesícula biliar*)* devido às qualidades opostas e ao movimento ascendente de *Tejus* (Agni), tal como a lua está em relação ao sol (Su.Su.21/12). *Vagbhatta* diz que *Amashaya* está situado entre *Kaphashaya* e *Pittashaya*. De acordo com *Sharangdhar, Shleshmashaya* está situado em *Urah* e abaixo deste está situado *Amashaya*. *Bhava Prakash* mencionou que *Amashaya* está situado abaixo de *Shleshmashaya*. Entre os dois *Stana* (peito) que ocupam a posição no peito no *Amashaya Dwar* está *Hridaya*, que é o substrato de *Sattva, Rajas* e *Tamas*.

Chakrapanidatta dividiu-o em duas partes: *Urdhwa Amashaya* e *Adhoamashaya*. Além disso, o *Amashaya* está relacionado com o *Annanalika* (esófago) na sua parte superior e com o Grahani na parte inferior. *D. S. Gaur* em *Shabdarth Parishadyam* aceitou o *Amashaya* como estômago. De acordo com sushruta, dois músculos são encontrados no

Amashaya e Sushir Snayu é encontrado no Amashaya anta. Sushir significa estrutura dura com Chhidra (su.sha.5/32, 5/37).

Aspeto fisiológico

De acordo com *Sushruta, Amashaya* é a sede de *Shlesma* (Su.Su.21/6) e, de acordo com *Vagbhatta*, é a sede de *kledak kapha*, que ajuda na liquefação de materiais alimentares sólidos (A.H.Su.12/16), mas, de acordo com *Charak*, é a sede de *Pitta*, especialmente. De acordo com *Chakrapani, o Amashaya* é a sede tanto de *Kapha* como de *Pitta*. A parte superior do *Amashaya* é a sede de *Kapha* e a parte inferior é de *Pitta* (Ch.Su.20/8). *Gangadhar* diz que Amashaya é o local específico de *Pitta* porque *Pachaka, Ranjaka* e *Bhrajaka - estes* três tipos de *Pitta* estão localizados.

Funções:

De acordo com *Charak, Amashaya* é o local responsável pela digestão dos alimentos. *Ashita, khadita, Peeta* e *Leedha Ahaar* são digeridos aqui e o seu produto maduro chega depois a todos os órgãos através dos *Dhamanies. Sushruta* afirmou que *Amashaya* é responsável por *Sanghatbheda* (decomposição de partículas duras de alimentos na forma mole, ou seja, quimo), *Snehan* (lubrificação por muco) de *Anna* e Anna *Praklinna* para torná-los facilmente digeríveis. (*Vagbhatta* foi a primeira pessoa a dizer que o *Ranjaka Pitta* está localizado em *Amashaya* e transmite *Ranjana* de *Rasa* (cor vermelha do sangue). Embora a *Ana* seja composta por seis *Rasas*, imediatamente após a sua ingestão passa pela fase de *Prapaka* (digestão preliminar). Primeiro torna-se *Madhura* (doce) e dá origem à produção de *Kapha*, que é de natureza espumosa. A seguir, em *Pachyamanavastha*, transforma-se em *Amla* (azedo) e dá origem à produção de *Pitta*, que espuma livremente, sendo depois expelido do *Amashaya*. Em Pakvavastha, seca para se tornar sólida e *Katu* (pungente) e, assim, dá origem à produção de *Vayu*. Portanto, *Amashaya* é o lugar de *Madhura* e *Amla Avasthapaka* de *Shadrasa Ahara. Sharagdhar* afirmou que *Amashaya* é a sede de *Pachak Pitta*, devido ao qual *Anna* se torna *Vidagdha* e azeda *(Amliya)* (*Sh.Pu. kh.* 6/1).

KSHUDRANTRA/ GRHANI

Acharya Charak descreveu os nomes dos *Matrija Bhavas* separadamente no mesmo contexto. Os *Matrija Bhavas* aceites para *Mahasrotas* são os seguintes

Amashaya, Kshudrantra, Pakvashaya, Sthulantra, Purishadhana, Uttarguda e *Adharguda*

Charak também descreveu *Kshudrantra* no contexto de *Kosthanga*, mas não estão disponíveis descrições pormenorizadas da sua função, o que estiver disponível é do seu *Pittadhara Kala* ou *Grahani*. *Kshudrantra* é a sede do *Pittadhara Kala*. De acordo com *Sushruta,* a parte entre *Amashaya* e *Pakvashaya* é indicada para *Kshudrantra*. *Sushruta* descreveu mais pormenorizadamente o contexto de *Adhogami Dhamanies* em *Dhamani Vyakaran* de *Sharir Sthan*. *Kanthadatta* deu o significado do termo *Pachyamanashaya* que indica *Grahani*. *Bhava Prakash* utilizou o termo *Pachkashaya* para *Grahani*. Segundo o Dr. Banerjee, uma grande parte da função do intestino delgado foi descrita sob o termo *Grahani*, membrana mucosa do intestino delgado, e o outro nome do *Grahani* é *Pittadhara Kala*.

De acordo com *Sushruta*, o sexto kala é conhecido como *Pittadhara Kala*. Contém os quatro tipos de alimentos que vêm de *Amashaya* a caminho de *Pakvashaya*, onde permanece durante um período de tempo estipulado. *Dalhan* explicou o termo *Pitta* neste contexto. Tem de estar relacionado com o *Agni* e também citou que *o* próprio *Amashaya* pode ser considerado como *Kapha Ashaya*. Aqui a comida está pronta para ir para *Pkvashaya,* antes dessa área ser conhecida como *Pitta Sthan* e aqui *o Dharana* tem como objetivo uma digestão adequada. Os quatro tipos de alimentos serão digeridos em diferentes períodos de tempo com base no tipo de *Agni* do indivíduo e também com base nos *gunas* do *Ahara* que foi consumido pela pessoa. *Gananath Sen* mencionou-o como o sexto *Kala* chamado *Pittadhara* (que contém o *Pitta*, que representa o aparelho digestivo e absorvente) e é descrito por *Sushruta* e o seu comentador *Dalhan* e também por *Vagbhatta* em termos inequívocos. Diz-se que quando o alimento desce do estômago em direção ao cólon, é retido no seu caminho por este Kala que contém a *Pitta*. Esta *Pitta* é ainda explicada como "fogo interno" que, na linguagem *ayurvédica*, significa os grupos de sucos digestivos segregados no intestino delgado, bem como o aparelho de absorção. Este facto explica também o nome *Pachyamanashaya* por vezes dado ao intestino delgado para o distinguir do intestino grosso, que é chamado *Pakvashaya*. *Pittadhara Kala* significa, portanto, a membrana de revestimento do intestino delgado. Por vezes, também é designada por *Grahani*. *D.S. Gaur* mencionou o *Pittashaya* como sinónimo de *Grahani*. É o local onde *Agni* recebe a *Anna* (comida). Por isso é chamado pelo nome de *Grahani*.

Aspectos anatómicos.

- Situa-se acima do *Nabhi* e abaixo do *Amashaya*. (*Ch.Chi.*15/56)

-Segundo *Sushruta*, está situado abaixo do *Amashaya* e acima do *Pakvashaya* e é conhecido como *Pittadhara Kala*.

- *Vagbhatta* diz que o sexto *Kala*, conhecido como *Pittadhara Kala*, está situado entre *Amashaya* e *Pakvashaya*. (A.S.Sha.5/44 e A.H.Sha.3/10)

- *D.S. Gaur* afirmou que Grahani está situado entre Amashaya e Pakvashaya, pelo que se assemelha ao intestino delgado. (Shab. P.)

Aspectos Fisiológicos;-

- É a sede de *Agni (Agnyadhisthan)*.

-É a sede de *Pitta*.

-É o lugar de *Smana Vayu*

Funções-

-Possui as seguintes funções:

1-Grahan- Recebe a *Ana* (alimento).

2-Dharan- Contém fortemente os quatro tipos de alimentos e líquidos libertados pelo *Amashaya*.

3-Pachan- Digere os alimentos não digeridos.

4-Shoshan- Após a digestão, absorve o *Ahara Rasa* e separa o mala.

5-Munchati- evacua os alimentos totalmente digeridos pela parte lateral.

Aspectos Patológicos;-
Quando *Grahani* está viciado devido à supressão da força de Agni, evacua os alimentos não digeridos antes de serem digeridos.

Causas de *Annavaha Srotodusti*:-.

De acordo com *Charak Annavaha Srotamsi* fica viciado devido à ingestão intempestiva de uma quantidade excessiva de alimentos não saudáveis e à diminuição do *Jatharagni* (poder de digestão).

Os sintomas do *Annavaha Srotomoola Dusti* são *Annanabhilasha* (perda do desejo de comer), *Aruchi* (anorexia), *Avipaka* (indigestão) e *Chhardi* (vómitos). (ch.vi.5/12, 5/7)

PAKVASHAYA

Pakvashaya é o local por onde passa parte do *Paripakva Anna* (parte residual dos alimentos digeridos). Em vários locais da literatura ayurvédica foram utilizados termos diferentes: *Pakvadhan, Pakvasthan, Malashaya, Purishadhar* e *Sthulantra*, que parecem ser partes ou sinónimos de *Pakvashaya*.

Aspectos anatómicos.

Sushruta aceitou-o como a parte situada abaixo do *Nabhi* e acima do *Shroni* (pélvico) e *Gudabhag* (região anal) (Su.Su.21/6). Para além disso, *Dalhan* atribuiu a sua situação abaixo do *Pittashaya* e *Unduk* é a parte do *Pakvashaya* responsável por *Malavibhajan*. (Dal.on Su.Sha. 5/8). *Shusir Snayus* (ligamentos porosos) encontram-se no *Pakvashaya* (Su.Sha.5/32). Muitos termos foram utilizados por *Charak* em *Matrij Bhavas*; *Pakvashaya, Purishadhar, Sthulantra, Uttarguda* e *Adharguda* (Ch.Sha.7/10). O termo *Sthulantra* foi mencionado como a parte acima de *Ardhapanchangul Guda* por *Sushruta* (su.ni.2/5). *Chakrapani* afirmou que *Purisha* é armazenado em *Uttarguda* e excretado em *Adharguda* (Chak.on Ch.Sha.7/10). De acordo com *D.S.Gaur,* todo o *Sthulatra* pode ser chamado *Malashaya* devido à presença de *Mala* desde o Ceco até ao Ânus e como o *Paripakva Anna* atravessa toda esta estrutura, é chamado *Pakvashaya*. *Gananath Sen* utilizou o termo *Sthulantak* (grande estrutura tubular) como *Vrahadantra*. Anteriormente, este *Vrahadantra* era conhecido como *Pakvashaya* ou *Malashaya*. Está dividido em seis partes: *Unduk* (ceco), *Arohibhaga* (cólon ascendente), *Avarohibhaga* (cólon descendente), *Anuprastha kundalika* (flexura sigmoide), *Vrahadantra kundalika* (flexura sigmoide do cólon), *Gudanalika* (reto ou canal anal).

Aspectos funcionais-

Anna em *Pakvashaya* é absorvida por *Agni* e transformada em fezes duras (Ch.Chi.15/11, A.H.Sha.3/58). É a sede de *Vayu*, especialmente o *Apana Vayu*, responsável pela excreção de *Purisha, Mutra,* etc. (ch.su.20/7). *Sushruta* afirmou que *Mala* é separado em *Pakvashaya* por *Purishdhara Kala* (su.sha.4/160). *Unduk* é responsável por *Mala Vibhajan* (Su.Sha.4/17). De acordo com *Charak*, quando *Ahara* chega ao *Pakvashaya*, é absorvido por *Agni* e converte-se em massa sólida. *Vayu* forma-se devido à predominância da pungência.

Moola Sthan de Srotas-

Apesar da existência de numerosos *Srotas, Acharya Charak* categorizou 13 números de *Srotas* e *Acharya Sushruta* descreveu 11 pares de *Srotas* com base na utilidade clínica. O *Moola Sthan* ou a fonte é considerado como aquele sem o qual a origem, a manutenção e a destruição do portador específico do nutriente do corpo não podem ser possíveis e o local que controla todas as actividades e processos funcionais desse portador específico. Chakrapani mencionou que Moola é prabhava Sthan dos Srotas. *Astanga Hridaya* não menciona o *Sroto Moola*. Ele mencionou *Srotodusti* e *Srotovyadha* em geral e não em particular (A.H.Sha.3/44).

Sushruta mencionou que *"Annavahe Dwe"* significa os dois tipos de *Annavaha Srotas*. Além disso, mencionou *Amashaya* e *Annavahi Dhamanies* como o *Moola Sthan* dos *Annavaha Srotas*. *Ghanekar*, no seu comentário, aceitou o *Annapranali* (esófago) e o *Kshudrantra* (especialmente o *Grahani)* como os *Annavaha Srotas*. Ele explica que é o *Annapranali* que transporta Anna para o *Amashaya* e, depois disso, *o Kshudrantra* é o lugar onde Anna é transportada do *Amashaya* e é digerida. Por conseguinte, *Amashaya* está incluído em *Annavaha Srotas* e não precisa de ser mencionado separadamente (Ghan. on Su.Sha 9/12)

K.L. Bhishagratna, na tradução *inglesa do Sushruta Samhita,* aceita *Annavaha Srotas* como os *Srotas* que transportam alimentos e afirma: os *Srotas* que transportam alimentos têm as suas raízes no *Amashaya* (estômago) e nos *Dhamanies* (intestino) que transportam alimentos.

De acordo com P.V. Sharma, *Annavaha Srotas* são canais de transporte de alimentos que são dois, sendo a sua raiz *Amashaya* e *Dhamanies* de transporte de alimentos.

Determinação do *Moola Sthan* de *Srotas*---

Para determinar o *Moola Sthan* dos *Srotas*, alguns pontos foram lógica e categoricamente contados em vários clássicos, tais como

1. *Utpatti Sthan* (*Moola Sthan* relacionado com o ponto de vista da origem)

2. *Sangraha Sthan* (*Moola Sthan* relacionado com a armazenagem)

3. *Vahan Sthan* (*Moola Sthan* relacionado com o transporte)

4. *Naidanic Dristikona* (*Moola Sthan* relacionado com o ponto de vista do diagnóstico)

5. *Chikitsatmak Dristikona* (*Moola Sthan* relacionado com o ponto de vista clínico)

Entre os pontos acima mencionados, alguns são considerados em combinação nalguns contextos e considerados separadamente nalguns contextos para determinar a origem do *Moola Sthan*. Mas o ponto clínico foi considerado em todos os casos de determinação do *Moola Sthan*. Por conseguinte, a validação da consideração do *Moola Sthan* dos respectivos *Srotas*, tendo em conta os pontos acima referidos, é uma necessidade contextual.

Amashaya e Vama Parshva foram considerados como *Moola Sthan* de *Annavaha Srotas*, *Annavahi Dhamani* também é considerado. A palavra *Mahasrotas* é usada como *Moola Sthan* de *Prana vaha Srotas*. Mas geralmente o termo *Mahasrotas* é aplicável apenas a *Annavaha Srotas*. *Pranavaha* e *Annavaha Srotas* são vitais e dão grande energia protetora ao corpo. *Annavahi Dhamani* desempenha um papel vital no *Prinan Karma* de *Rasadhatu*, transportando *Paramsukshma*, *Tejobhuta* e *Panchbhautik Ahararasa* corretamente digerido para todos os cantos do corpo. *Amashaya* é o local de armazenamento de *Panchbhautic Anna* e, juntamente com *Vama Parshva,* é o substrato básico para todos os distúrbios que se originam dos respectivos *Srotas*. Algumas doenças estão diretamente relacionadas com *Amashaya*, por exemplo, *Alsaka, Visuchika, Amlapitta, Annadrava Shoola, Jwar*, etc. Basicamente, os médicos conduzem *o Vaman Karma* com o apoio do *Amashaya*, *o Virechan Karma* com o apoio do *Amashaya* e do *Pachyamanashaya* e *o Basti Karma* com o apoio do *Pakvashaya*. *O Amashaya*, o *Pachyamanashya* e *o Pakvashaya* não são mais do que as subpartes dos *Mahasrotas*.

Assim, *a* este respeito, *Amashaya* pode ser considerado como um *Moola Sthan* do ponto de vista do armazenamento, diagnóstico e clínico. *O Vama Parshva* é o *Moola Sthan* do ponto de vista clínico e o *Annavahi Dhamani* é o *Moola Sthan* do ponto de vista da condução.

Observação de acordo com o ponto de vista clínico

Neste contexto, após uma observação atenta, torna-se claro que o *Moola Sthan* dos *Srotas* pode ser dividido basicamente em dois tipos

1. *Sthaniya niyantrak* (controlador local)

2. *Super niyantrak* (controlador único)

Os dois centros mencionados como *Moola Sthan* no contexto de um Srotas. Controlam principalmente as actividades dos seus *Srotas* correspondentes apenas. Mas pode haver um super ou único controlador que controla *o Moola Sthan* de todos os *Srotas*, por exemplo, em relação ao *Rasavaha Srotas, Hridaya* e *Dash Dhamani* são controladores locais e não super controladores. *Annavaha Srotas* é o super controlador que controla todos estes pontos de vista mencionados. *O Annavaha Srotas* é o substrato básico para todos os procedimentos de gestão vital na linha de tratamento ayurvédica. Na doença de qualquer *Srotas*, é impossível completar *o Vamanadi Panchakarmarupi Shodhana Chikitsa*, bem como *o Dipan, Pachanadi Saptavidha Shaman Chikitsa* sem o apoio do *Annavaha Srotas*. Neste sentido, *o Annavaha Srotas* justifica-se como único ou supercontrolador de todos os *Srotas*.

Avaliação do *Moola Sthan* de *Annavaha Srotas*

PARSHVA

Em geral, o significado de "*Parshva*" é ser lateral. *Parshva* tornou-se uma palavra comum em termos de corpo, onde significa a área que está situada em ambos os lados do *Pristha Vansha*. No lado dorsal, a área acima das costelas até *Skandha Pradesh* é chamada de *Ansa*. No aspeto anterior, ou seja, na parte do peito, a zona com as costelas é designada por *Parshva*. Algumas referências no contexto de *Parshva* são as seguintes

1. De acordo com *Sushruta,* os *Apalapa Marmas* situam-se abaixo dos *Amsakutas* na parte superior do *Parshva* e cobrem o espaço do osso pélvico, estando ligados ao *Parshva* os *Nitamba Marmas*. Desta forma, *o Apalapa Marma* está situado abaixo do *Amsakuta, o Parshva* está situado abaixo do *Apalapa* e abaixo do *Parshva, e o Shronikand* está situado. Devido a este facto, *os Nitamba Marmas* estão presentes acima do Shronikand. Com todas estas referências, pode dizer-se que *Parshva* é o espaço acima de *Shronikand* onde se situa a parte de *Amashaya* e *Pakvashaya*. São dois em número *Dakshina Parshva* e *Vama Parshva*.

2. De acordo com *Gananath Sen,* o corpo está dividido em diferentes regiões ocupadas por diferentes órgãos. A situação dos órgãos ou partes no *Vama-Parshva* é a seguinte

    1. Região de *Vama Anuparshwika* (Hipocôndrio esquerdo)

        - *Amashaya Skandh* (Fundo do estômago)

        - *Pleeha* (Baço)

        - *Agnyashaya puccha* (Cauda do pâncreas)

- *Plaihik Kona de Vrahadantra* (flexura esplénica do cólon)

- *Vama Vrakkansh* (Parte do rim esquerdo)

2. Região de *Vama Katiparshwik* (Lombar esquerda)

- *Avarohi Vrahadantra* (Cólon de descida)

- *Vama Vrakka Adharardha* (Parte do rim esquerdo)

- *Kshudrantransh* (Parte do intestino delgado)

3. Região de *Vama Vankshanottarik* (inguinal esquerda)

-*Vamagavini* (Ureter esquerdo)

-Vrahadantra *Kundalika* (flexura sigmoide do cólon)

-Vrashan *Dhamani* (Artéria dos testículos).

Além disso, ele menciona: Uttarantrik Dhamani (artéria mesentérica superior) nutre todo o kshudrantra e parte do Vrahadantra, enquanto Adharantrik Dhamani (artéria mesentérica inferior) nutre a parte do Vrahadantra e Guda. Os seus Siras acessórios entram no Pratiharini Mahasira (veia porta). O Pratiharini Sira recolhe o sangue do baço, do estômago, do pâncreas, da vesícula biliar e transporta-o para o fígado. (P.Sha.Ashayakhand Adh.)

Se considerarmos *Vama Parshva* como o significado de *Moola Sthan* de *Annavaha Srotas*, então inclui parte de *Amashaya, Pleeha, Vrahadantra* (parte descendente do intestino grosso), Rim esquerdo e Ureter esquerdo também. Em geral, para além de *Amashaya*, não há relação direta de outros órgãos ou partes como *Pleeha*, etc. com o *Moola Sthan* de *Annavah Srotas*. Assim, para eliminar a confusão, é necessário determinar o significado exato destas estruturas.

AMASHAYA (Estômago)

Acharya Charak e *Sushruta* disseram que *Amashaya* é o *Moola Sthan* de *Annavaha Srotas*. *Amashaya* está situado entre *Nabhi* e *Stana*. Aqui tem lugar a digestão dos alimentos. A divisão da comida digerida em *Sara* e *Kitta* também tem lugar aqui. Mais tarde, *Sara* é transportada para todas as partes do corpo através dos *dhamanis*. Esta é a opinião de *Acharya Charak*. Outros *acharyas* também têm a mesma opinião. Assim, pode dizer-se que, de acordo com a *Ayurveda*, a palavra *Amashaya*, num sentido mais lato, é atribuída ao *Moola Sthan* de *Annavaha Srotas.* Anatomicamente, *Annavaha Srotas* está relacionado com o esófago, o estômago e o intestino delgado. A digestão e a absorção ocorrem até à última parte do intestino delgado. Uma vez que a *Ana* está presente nesta zona. Assim, quando dizemos *Moola* de *Annavaha Srotas*, devemos considerar tanto o estômago como parte do intestino delgado como *Amashaya* e como *Parshva* devemos considerar a parte de cada lado da linha média do corpo.

Vários pareceres relacionados com a avaliação de *Moola-*

1. *Amashaya* e *Vama Parshva-*

Isso significa que *a Moola* de *Annavaha Srotas* é *Amashaya* e *Vama Parshva.* *Uma* vez que no *Vama Parshva - Amashaya, pleeha* e a parte descendente do *vrahadantra* estão presentes. Consideramos o estômago como uma parte do *Annavaha Srotas Moola* como *Amashaya.* Está situado na região hipocondríaca esquerda. Outras estruturas que se encontram nesta região são o baço e o intestino grosso descendente. Mas o baço está relacionado com o sangue e os seus mecanismos; por isso, foi dito como *Moola Sthan* de *Raktavaha Srotas.* Por outro lado, a outra estrutura, o intestino grosso descendente, está relacionada com os *Purishavaha Srotas.* Ambas as estruturas não têm qualquer papel na digestão dos alimentos. Portanto, apenas o estômago, que está situado no hipocôndrio esquerdo, pode ser considerado. Quando ele está cheio de comida, parece distendido no *Vama Parshva.* Sob a palavra *Amashaya*, estão incluídos o fundo e a parte do corpo do estômago. Outra estrutura considerada sob a palavra *Amashaya* é o intestino delgado. Este é considerado no sentido mais lato da palavra *Amashaya.* Tem um papel mais importante na digestão, pelo que a sua inclusão pode ser justificada. Dentro deste, também é necessário incluir os vasos relacionados com a absorção de materiais alimentares partidos. Assim, o *"Annavahi Dhamanyah"* de *Sushruta* como um *Moola Sthan* de *Annavaha Srotas* pode ser justificado.

2-Amashaya Moolam vamam cha, **Parshva-**

A segunda opinião é que *o Moola* de *Annavaha Srotas* primeiro é *Amashaya* situado na região esquerda e o segundo é *Parshva.* Esta opinião também é possível, uma vez que *os Acharyas* consideraram dois *Moola Sthanas* para cada *Srotas.* Quando dizemos *Amashaya*, que está situado na região esquerda, temos de o considerar como estômago. Com a outra palavra *Parshva*, podemos tomar *Vama Parshva* ou *Dakshina Parshva.* Se tomarmos *Vama Parshva,* não há nenhuma estrutura relacionada com a digestão para além do estômago. Portanto, aqui é aconselhável considerar *Dakshin*

Parshva onde não há nenhuma estrutura relacionada com a digestão diretamente. Assim, com base na discussão anterior, pode concluir-se que "*Amashaya Moolam Vamam Cha Parshva*" inclui o estômago e o intestino delgado em conjunto.

Annavahi Dhamanyah-

Annavahi Dhamani é considerado como o segundo *Moola* de *Annavaha Srotas*. Alguns *Acharya* dizem que *Annavahi Dhamani* é o esófago. Aqui é injusto considerar o esófago porque *o Dhamani* é aquele que mostra *Spandan* e transporta *Rasa Raktadi Drava Dhatu*. De acordo com *Acharaya Sushruta, os Annavahi Dhamanies* são dois em número que estão situados em toda a parte entre *Amashaya* e *Pakvashaya*. Aqui, *os Dhamanies* ajudam no transporte de *Anna* para baixo, na digestão e na absorção. *Dalhan* diz que estes são úteis na separação de *Rasa, Mutra, Sweda* e *Purisha* após a absorção de *Annarasa*. *Ghanekar* correlaciona as artérias mesentérica superior e celíaca com os *Annavahi Dhamanies* que fornecem a nutrição ao revestimento do estômago e do intestino delgado para o seu funcionamento correto. De acordo com *Acharya Charak,* após a digestão, a parte final da essência de Ahara, ou seja, *Ahara Rasa,* é distribuída a todas as partes do corpo através dos *Dhamanies* (vasos). *Acharya Hariprapannaji,* em *Rasa Yoga Sagar* diz *Rasavaha Dhamani* em vez de *Annavahi Dhamani.*

SROTOMOOLA DUSHTI E VIDDHA LAKSHANA

O Annavaha Srotamsi fica viciado devido à ingestão intempestiva de uma quantidade excessiva de alimentos *Apathya* e à diminuição do *Jatharagni*. Os sintomas de *Annavaha Srotomoola Dusti* são *Annanabhilasha* (perda do desejo de comer), *Aruchi, Avipaka* e *Chhardi*. De acordo com P.V. Sharma, os canais que transportam alimentos, sendo as suas raízes *Amashaya* e os *Dhamanies* que transportam alimentos, se forem feridos causam flatulência, cólicas e aversão à comida, vómitos, sede, cegueira e morte (P.V. Sharma em Su.Sha.9/12). *Ghanekar* comenta a referência supra dada por *Sushruta* de que "*Moolaviddha Lakshanam*" é uma lesão no local de origem, comentando ainda o sintoma "*Andhyam Maranam Va*", segundo o qual estes sintomas podem ser encontrados em *Stabdhata* (choque) ou *Murchha* (síncope) ou *Hridbheda* (insuficiência cardíaca) que ocorrem em traumatismos em *Amashaya* ou *Kshudrantra* (Ghan. on Su. Sha. 9/12). Mais adiante, em referência ao *Sadyopranahar Marma, Ghanekar* afirma que a razão da síncope é a hemorragia excessiva devido a traumatismos em *Sira* e *Dhamani* e a instabilidade vasomotora, tal como se pode encontrar em traumatismos na região umbilical (Ghan. on Su.Sha.6/18). Segundo ele, todos os órgãos importantes estão presentes no abdómen e esta cavidade abdominal está situada atrás do *Nabhi*. Por isso, a morte ocorre se houver um traumatismo no *Nabhi*. A lesão do *Nabhi* provoca a rutura das estruturas intra-abdominais, causando uma hemorragia excessiva; esta, por sua vez, provoca a inibição reflexa do coração, o choque e a morte. Quando o intestino é perfurado por um corpo estranho pontiagudo, pode ocorrer perfuração. O conteúdo intestinal extravasado acumula-se na cavidade peritoneal, causando peritonite que pode levar à morte.

Conceito de TGI superior e inferior na *Ayurveda*

Acredita-se que o trato digestivo é contínuo como um todo, com cada uma das suas partes componentes - a boca, o esófago, o estômago, o intestino delgado, o cólon, etc. - a contribuir para o complexo processo de digestão, desde a ingestão de alimentos até à eliminação de resíduos. Mas antes de há 5000 anos, *a Ayurveda* distinguia o canal dos alimentos (*Annavaha Srotas*) do canal dos resíduos sólidos (*Purishvaha Srotas*). Não é que os *Acharyas* não estivessem conscientes da continuidade do trato digestivo humano. Eles simplesmente reconheciam distinções importantes na funcionalidade, na clínica e na terapêutica desses dois canais. Estes dois *Srotas* estão certamente relacionados e podem ter impacto um no outro. O conceito de TGI superior e inferior nos clássicos pode ser explicado pelos seguintes pontos:

Base estrutural

A membrana mucosa do TGI superior (intestino delgado) forma pregas circulares (válvulas de kerkring), que retardam o conteúdo intestinal e aumentam a área de superfície, o que acaba por facilitar a absorção de nutrientes. Estas dobras são numerosas no duodeno e no jejuno e estão ausentes no íleo terminal. As vilosidades também aumentam a área de superfície cerca de oito vezes e, além disso, contêm um núcleo de capilares sanguíneos fenestrados que permitem a rápida absorção de nutrientes pela corrente sanguínea.

A membrana mucosa apresenta pregas em forma de crescente no cólon. As vilosidades estão ausentes no intestino grosso. O epitélio é predominantemente constituído por células colunares com bordos estriados para absorver o excesso de água e electrólitos do conteúdo intestinal. Estão presentes numerosas células caliciformes para segregar muco. À medida que o conteúdo intestinal se move caudalmente, torna-se seco, pelo que o muco ajuda-o a avançar (excreção). Por conseguinte, as células caliciformes são numerosas caudalmente e menos numerosas no duodeno.

Base fisiológica

O *Annavaha Srotas* tem mais a ver com a digestão dos alimentos e a absorção dos nutrientes pelo corpo, e o *Purishvaha Srotas* tem como objetivo principal a eliminação dos resíduos. Fisiologia de *Annavah Srotas* - O *Jatharagnipaka* em *Annavah Srotas* leva à decomposição ou *Sanghatbheda* de diferentes componentes próximos do alimento e torna-os aptos para *Shoshana* como pré-homólogos de substâncias que se destinam finalmente a ser utilizadas para a construção dos *Sthayidhatus*. Isto é feito pela presença de certas enzimas como a pepsina, HCI, bílis, tripsina, lipase intestinal, peptidase intestinal, surcease, etc. Depois deste processo, o material (*Kittabhag)* que desce do *Ahdoamashaya* ou *Grahani*, chega ao *Pakvashaya*; desidrata-se ainda mais pela absorção de água extra e do conteúdo de electrólitos por *Agni*, pelo que o quilo líquido é convertido em *Purish* (fezes). Para um bem-estar saudável, é importante excretar o produto residual (*Mala*) adequadamente. Grande quantidade de muco segregado nos *Purishvaha Srotas* que fornece um meio aderente para manter a matéria fecal unida, também protege a parede intestinal da grande quantidade de atividade bacteriana nas fezes.

Base clínica

A maioria das doenças *de Kapha-Pittaj* tem origem no TGI superior. São designadas por *Aamashyoth Vyadhis* e a maior parte das doenças *Vataj* têm origem no TGI inferior e são designadas por *Pakvashyoth Vyadhis*. Por conseguinte, a linha de tratamento destas doenças também é diferente; *os karmas Langhana* e *Vaman* são mencionados para o tratamento das *vyadhis Aamshyoth*. Enquanto o karma *Basti* é mencionado para o tratamento de *Pakvashyoth vyadhis*. A demarcação da via gastrointestinal pode ser feita com base em vários objectivos (como embriológico, clínico, etc.). Como as funções do TGI superior e inferior são diferentes, podemos distingui-los numa base histológica (estrutural). *Os Vyadhis Aamashyoth* e *Pakvashyoth* são mencionados porque os locais específicos dos *Doshas* são mencionados no TGI.

CAPÍTULO 4
REVISÃO MODERNA

Annavaha Srotas pode ser correlacionado com o trato gastro-intestinal superior do sistema digestivo. É constituído pela boca, faringe, esófago, estômago e intestino delgado. (O "sistema digestivo" é um termo mais lato que inclui o TGI e outras estruturas, incluindo os órgãos acessórios da digestão). Num homem adulto, o trato gastrointestinal (GI) tem 5 metros de comprimento num indivíduo vivo, ou até 9 metros sem o efeito do tónus muscular, e é constituído pelos tractos GI superior e inferior. O trato também pode ser dividido em intestino anterior, intestino médio e intestino posterior, reflectindo a origem embriológica de cada segmento do trato. Dois grupos de órgãos inventam o sistema digestivo

(1) O trato gastrointestinal (GI), ou canal alimentar (*alimentary_* nourishment), é um tubo contínuo que se estende desde a boca até ao ânus através da cavidade torácica e abdominopélvica. Os órgãos do trato gastrointestinal incluem a boca, a maior parte da faringe, o esófago, o estômago, o intestino delgado e o intestino grosso. O comprimento do trato gastrointestinal é de cerca de 5-7 metros (16,5-23 pés) numa pessoa viva.

(2) Os órgãos digestivos acessórios incluem os dentes, a língua, as glândulas salivares, o fígado, a vesícula biliar e o pâncreas. Os dentes ajudam na decomposição física dos alimentos e a língua auxilia na mastigação e na deglutição. Os outros órgãos digestivos acessórios, no entanto, nunca entram em contacto direto com os alimentos. Produzem ou armazenam secreções que fluem para o trato gastrointestinal através de canais; as secreções ajudam na decomposição química dos alimentos.

O trato gastrointestinal contém os alimentos provenientes do exterior, que são digeridos e absorvidos ou eliminados dos seus produtos. As contracções musculares na parede do trato gastrointestinal decompõem fisicamente os alimentos, agitando-os e impulsionando-os ao longo do trato, desde o esófago até ao ânus. As contracções também ajudam a dissolver os alimentos, misturando-os com os fluidos segregados no trato. Enzimas segregadas pelos órgãos digestivos acessórios e pelas células que revestem o trato.

Funções

1. Ingestão - Levar os alimentos à boca (comer)

2. Movimento dos alimentos - Passagem dos alimentos ao longo do trato gastrointestinal.

   3. Digestão - Existem dois tipos de digestão

   (a) Digestão mecânica - Os alimentos são macerados pelos dentes antes de serem engolidos. O alimento é completamente misturado com enzimas que digerem os alimentos.

   (b) Digestão química - É uma série de reacções catabólicas. As enzimas dividem as grandes moléculas de hidratos de carbono, lípidos e proteínas. Como resultado deste processo, são produzidas moléculas mais pequenas, que podem ser facilmente absorvidas e utilizadas pelas células do corpo.

4. Absorção - A passagem do alimento digerido do TGI para os sistemas cardiovascular e linfático para distribuição às células.

5. Defecação - A eliminação de substâncias indigestas do trato gastrointestinal.

O trato gastrointestinal liberta sempre hormonas para regular o processo de digestão. Estas hormonas, incluindo a gastrina, a secretina, a colecistoquinina e a grelina, são mediadas por mecanismos intracrinos ou autócrinos, o que indica que as células que libertam estas hormonas são estruturas conservadas ao longo da evolução.

Trato gastrointestinal superior - O trato gastrointestinal superior é constituído pelo esófago, estômago e duodeno. A demarcação exacta entre "superior" e "inferior" pode variar. Após dissecação macroscópica, o duodeno pode parecer um órgão unificado, mas é frequentemente dividido em duas partes com base na função, no fornecimento arterial ou na embriologia.

O trato gastrointestinal inferior - inclui a maior parte do intestino delgado e todo o intestino grosso. De acordo com algumas fontes, inclui também o ânus presente no corpo humano. O ligamento de Treitz é por vezes utilizado para dividir os tractos gastrointestinais superior e inferior.

Embriologia

O trato gastrointestinal (TGI) estende-se desde a membrana bucofaríngea até à membrana cloacal e surge inicialmente a partir da endoderme do embrião trilaminar (semana 2, 3). Posteriormente, tem contribuições de todas as camadas de células germinativas. Durante a 4ª semana, as 3 porções distintas (intestino anterior, médio e posterior) estendem-se ao longo do embrião e contribuem com diferentes componentes do TGI. O grande intestino médio é gerado por uma dobra embrionária lateral que "aperta" uma bolsa do saco vitelino; os dois compartimentos continuam a comunicar através do ducto vitelino. A cavidade bucal (boca) é formada pela rutura da membrana bucofaríngea (orofaríngea ou oral) e é alimentada principalmente pela faringe situada no interior dos arcos faríngeos. A abertura do tubo digestivo faz com que este contenha líquido amniótico, que também é deglutido mais tarde no desenvolvimento. A partir da cavidade oral, a porção seguinte do intestino anterior é inicialmente um único tubo comum gastrointestinal (esófago) e respiratório (traqueia), a faringe, que se situa atrás do coração. O intestino é uma estrutura derivada da endoderme. Aproximadamente no décimo sexto dia de desenvolvimento embrionário, o embrião começa a dobrar-se ventralmente (com a superfície ventral do embrião a tornar-se côncava) em duas direcções: os lados do embrião dobram-se um sobre o outro e a cabeça e a cauda dobram-se uma em direção à outra. O resultado é que um pedaço do saco vitelino, uma estrutura revestida de endoderme em contacto com o aspeto ventral do embrião, começa a ser comprimido para se tornar o intestino primitivo. O saco vitelino permanece ligado ao tubo intestinal através do ducto vitelino. Normalmente, esta estrutura regride durante o desenvolvimento; nos casos em que não regride, é conhecida como divertículo de Meckel.

Cada segmento do intestino dá origem a estruturas específicas do intestino e a estruturas relacionadas com o intestino num desenvolvimento posterior. Os componentes derivados do intestino propriamente dito, incluindo o estômago e o cólon, desenvolvem-se como inchaços ou dilatações do intestino primitivo. Por outro lado, os derivados relacionados com o intestino - ou seja, as estruturas que derivam do intestino primitivo, mas que não fazem parte do intestino propriamente dito - desenvolvem-se, em geral, como afloramentos do intestino primitivo. Os vasos sanguíneos que suprem essas estruturas permanecem constantes ao longo do desenvolvimento. O TGI é melhor imaginado como um tubo simples, sendo a parte superior o divertículo do intestino anterior, que se divide em esófago e estômago. Durante a semana 4, onde o estômago se formará, o tubo começa a dilatar-se, formando um lúmen alargado no tubo. A borda dorsal cresce mais rapidamente do que a ventral, o que estabelece a maior curvatura do estômago. Uma segunda rotação (de 90 graus) ocorre no eixo longitudinal, estabelecendo a orientação adulta do estômago.

Sr. no.	Part	Part in adult	Gives rise to	Arterial supply
1	Foregut	Esophagus to first 2 sections of the duodenum	Esophagus, Stomach, Duodenum (1st and 2nd parts), Liver, Gallbladder, Pancreas, Spleen, Superior portion of pancreas	celiac trunk
2	Midgut	lower duodenum, to the first two-thirds of the transverse colon	lower duodenum, jejunum, ileum, caecum, appendix, ascending colon, and first two-thirds of the transverse colon	branches of the superior mesenteric artery
3	Hindgut	last third of the transverse colon, to the upper part of the anal canal	last third of the transverse colon, descending colon, rectum, and upper part of the anal canal	branches of the inferior mesenteric artery

Histologia

O trato gastrointestinal tem uma forma de histologia geral com algumas diferenças que reflectem a especialização em anatomia funcional. O trato GI pode ser dividido em quatro camadas concêntricas:

Φ Mucosa

Φ Sub mucosa

Φ *Muscularis externa* (a camada muscular externa)

Φ Adventícia ou serosa

Mucosa

A mucosa é a camada mais interna da parede gastrointestinal que rodeia o lúmen, ou espaço aberto dentro do tubo. Esta camada entra em contacto direto com o alimento, chamado bolus, e é responsável pela absorção, digestão e secreção, que são os processos importantes da indigestão. A mucosa é constituída por três camadas:

Φ Epitélio mucoso - uma camada interna.

Φ Lamina propria - uma camada de tecido conjuntivo.

Φ Muscularis mucosae - uma fina camada de músculo liso.

As mucosas são altamente especializadas em cada órgão do trato gastrointestinal, enfrentando um pH baixo no estômago, absorvendo uma multiplicidade de substâncias diferentes no intestino delgado e absorvendo também quantidades específicas de água no intestino grosso. Reflectindo as diferentes necessidades destes órgãos, a estrutura da mucosa pode ser constituída por invaginações de glândulas secretoras (por exemplo, fossas gástricas) ou pode ser dobrada para aumentar a superfície (no intestino delgado, em particular no íleo).

Submucosa

A submucosa consiste numa camada densa e irregular de tecido conjuntivo com grandes vasos sanguíneos, linfáticos e nervos que se ramificam na mucosa e na muscularis externa. Contém o plexo de Meissner, um plexo nervoso entérico, situado na superfície interna da *muscularis externa*.

Muscular externa

A *muscular externa* é constituída por uma camada circular interna e uma camada muscular externa longitudinal. A camada muscular circular impede que o alimento se desloque para trás e a camada longitudinal encurta o trato. As contracções coordenadas destas camadas são designadas por peristaltismo e impulsionam o bolo alimentar, ou seja, o alimento compactado, através do trato gastrointestinal.

Adventitia

A adventícia é constituída por várias camadas de tecido conjuntivo.

Φ Quando a adventícia está virada para o mesentério ou para a prega peritoneal, a adventícia é coberta por um mesotélio suportado por uma fina camada de tecido conjuntivo, formando em conjunto uma serosa, ou membrana serosa.

Φ As partes do canal alimentar que são revestidas por adventícia são a cavidade oral, o esófago e o canal anal.

Φ Camadas germinativas -

Φ Endoderme - epitélio e glândulas associadas.

Φ Mesoderma (esplâncnico) - mesentério, tecidos conjuntivos, músculo liso, vasos sanguíneos.

Φ Ectoderme (crista neural) - sistema nervoso entérico (tubo neural) - inervações extrínsecas.

Φ Tanto a endoderme como a mesoderme contribuirão para os órgãos associados.

Inervação neural do trato gastrointestinal -

O trato gastrointestinal é regulado por um conjunto intrínseco de nervos conhecido como sistema nervoso entérico e por um conjunto extrínseco de nervos que fazem parte do sistema nervoso autónomo.

(A) Sistema nervoso entérico

100 milhões de neurónios que se estendem desde o esófago até ao ânus. Os neurónios do ENS estão organizados em dois plexos: o plexo mioentérico e o plexo submucoso.

(a) O plexo mioentérico ou *plexo de Auerbach* situa-se entre as camadas longitudinal e circular do músculo liso da muscularis.

Φ Peristaltismo - os neurónios motores do plexo mioentérico fornecem as camadas longitudinais e circulares do músculo liso da musculatura, este plexo controla principalmente a motilidade (movimento) do trato gastrointestinal, particularmente a frequência e a força de contração da musculatura.

Φ Ondas coordenadas de inibição descendente seguidas de ondas de excitação descendente.

Os nervos colinérgicos parassimpáticos extrínsecos (vagais e sacrais) excitam o peristaltismo e estimulam o conteúdo intestinal. Os nervos noradrenérgicos simpáticos inibem o trânsito do conteúdo intestinal.

(b) O plexo submucoso, ou *plexo de Meissner,* encontra-se no interior da submucosa. Os plexos do SNE são constituídos por neurónios motores, interneurónios e neurónios sensoriais. Os neurónios motores do plexo submucoso alimentam as células secretoras do epitélio da mucosa, controlando as secreções dos órgãos do trato gastrointestinal. Os interneurónios do ENS interligam os neurónios dos plexos mioentérico e submucoso. Os neurónios sensoriais do ENS alimentam o epitélio da mucosa. Alguns destes neurónios sensoriais funcionam como *quimiorreceptores,* receptores que são activados pela presença de determinados químicos nos alimentos localizados no lúmen de um órgão GI. Outros neurónios sensoriais funcionam como *receptores de estiramento,* receptores que são activados quando os alimentos distendem (esticam) a parede de um órgão GI.

(B)   Sistema nervoso autónomo

Embora os neurónios do SNE possam funcionar de forma independente, estão sujeitos a regulação pelos neurónios do sistema nervoso autónomo. Os nervos vagos (X) fornecem fibras parassimpáticas para a maioria das partes do trato gastrointestinal, com exceção da última metade do intestino grosso, que é suprida por fibras parassimpáticas da medula espinhal sacral.

Os nervos parassimpáticos que suprem o trato gastrointestinal formam conexões neurais com o SNE. Os neurónios pré-ganglionares parassimpáticos do vago ou dos nervos esplâncnicos pélvicos fazem sinapse com neurónios pós-ganglionares parassimpáticos localizados nos plexos mioentérico e submucoso. Alguns dos neurónios pós-ganglionares parassimpáticos, por sua vez, fazem sinapse com neurónios do SNE; outros inervam diretamente o músculo liso e as glândulas da parede do trato gastrointestinal. Em geral, a estimulação dos nervos parassimpáticos que inervam o trato gastrointestinal provoca um aumento da secreção e da motilidade gastrointestinais, aumentando a atividade dos neurônios do SNE. Os nervos simpáticos que inervam o trato gastrointestinal têm origem nas regiões torácica e lombar superior da medula espinhal. Os neurónios pós-ganglionares simpáticos fazem sinapse com neurónios localizados no plexo mioentérico e no plexo submucoso. Em geral, os nervos simpáticos que irrigam o trato gastrointestinal provocam uma diminuição da secreção e da motilidade gastrointestinais, inibindo os neurónios do SNE. As emoções como a raiva, o medo e a ansiedade podem retardar a digestão porque estimulam os nervos simpáticos que irrigam o trato gastrointestinal.

Plexo faríngeo - Situa-se principalmente no constritor médio da faringe. É formado por

1. O ramo faríngeo do vago que transporta as fibras do nervo craniano acessório.

2. Os ramos faríngeos do nervo glossofaríngeo.

3. Os ramos faríngeos do gânglio simpático cervical superior. As fibras motoras são derivadas do nervo craniano acessório através do nervo vago. As fibras sensoriais da faringe viajam maioritariamente através do nervo glossofaríngeo e parcialmente através do nervo vago.

Plexo esofágico

É formado por ramos do nervo vago e ramos do tronco simpático (gânglio cervical médio, quatro gânglios torácicos superiores)

Suprimento sanguíneo da parte superior do GIT -

Faringe

1. Artéria faríngea ascendente - um ramo da artéria carótida externa.

2. Artéria palatina ascendente - um ramo da artéria facial.

3. Artéria lingual dorsal - um ramo da artéria lingual.

4. Artéria palatina maior, artéria faríngea e artéria pterigóidea - um ramo da artéria maxilar.

As veias formam o plexo na face póstero-lateral da faringe.

Esófago

(1) A parte cervical é fornecida pela artéria tiroideia inferior.

(2) A parte torácica é fornecida pelo ramo esofágico da aorta.

(3) A parte abdominal é fornecida pelo ramo esofágico da artéria gástrica esquerda.

O sangue da parte superior do esófago é drenado para as veias braquiocefálicas, o da parte média é drenado para as veias ázigo e o da parte inferior é drenado para a veia gástrica esquerda.

A extremidade inferior é uma das partes da anastomose portossistémica.

Estômago

(1) A artéria gástrica esquerda - um ramo do tronco celíaco.

(2) A artéria gástrica direita - um ramo da artéria hepática comum.

(3) A artéria gastroepiplóica direita - um ramo da artéria gastroduodenal.

(4) A artéria gastroepiplóica esquerda - um ramo da artéria esplénica.

(5)   As 5 a 7 artérias gástricas curtas - ramos da artéria esplénica.

As veias do estômago drenam para a veia porta, a veia mesentérica superior e a veia esplénica.

Duodeno

(1)   Artéria pancreaticoduodenal superior - até ao nível da abertura do ducto biliar na segunda parte.

(2)   Artéria pancreaticoduodenal inferior - abaixo do nível da abertura do ducto biliar.

(3)   Drenagem venosa - veias esplénica, mesentérica superior e porta.

PARTES DO TRACTO GASTRO INTESTINAL PRINCIPAL

Cavidade oral (Boca)

A boca, também designada por cavidade oral ou bucal, é formada pelas bochechas, palatos duro e mole e língua . As bochechas formam as paredes laterais da cavidade oral. São cobertas externamente por pele e internamente por uma membrana mucosa, que consiste num epitélio escamoso estratificado não queratinizado. Os músculos bucinadores e o tecido conjuntivo encontram-se entre a pele e as membranas mucosas das bochechas. As porções anteriores das bochechas terminam nos lábios. Os lábios ou labia são pregas carnudas que rodeiam a abertura da boca. Contêm o músculo orbicularis oris e são cobertos externamente por pele e internamente por uma membrana mucosa. A superfície interna de cada lábio está ligada à gengiva correspondente por uma prega mediana de membrana mucosa denominada frénulo labial. Durante a mastigação, a contração dos músculos bucinadores nas bochechas e do músculo orbicularis oris nos lábios ajuda a manter os alimentos entre os dentes superiores e inferiores...

O vestíbulo oral da cavidade oral é um espaço delimitado externamente pelas bochechas e lábios e internamente pelas gengivas e dentes. A cavidade oral propriamente dita é um espaço que se estende desde as gengivas e os dentes até às fauces, é a abertura entre a cavidade oral e a orofaringe. O palato é uma parede ou septo que separa a cavidade oral da cavidade nasal, formando o céu da boca. Esta importante estrutura permite mastigar e respirar ao mesmo tempo. O palato duro - É a porção anterior do céu da boca e é formado pelos ossos maxilar e palatino e é coberto por uma membrana mucosa; forma uma divisória óssea entre as cavidades oral e nasal. O palato mole, que forma a porção posterior do céu da boca, é uma divisória muscular em forma de arco entre a orofaringe e a nasofaringe, revestida por uma membrana mucosa. Pendurado no bordo livre do palato mole encontra-se um processo muscular cónico chamado úvula. Durante a deglutição, o palato mole e a úvula são puxados superiormente, fechando a nasofaringe e impedindo que os alimentos e líquidos deglutidos entrem na cavidade nasal. Lateral à base da úvula existem duas pregas musculares que percorrem os lados laterais do palato mole: Anteriormente, o arco palatoglosso estende-se para o lado da base da língua; posteriormente, o arco palatofaríngeo estende-se para o lado da faringe. As amígdalas palatinas estão situadas entre os arcos e as amígdalas linguais estão situadas na base da língua. No bordo posterior do palato mole, a boca abre-se para a orofaringe através das fauces.

Digestão na boca

A digestão mecânica na boca resulta da mastigação, ou mastigação, em que os alimentos são manipulados pela língua, triturados pelos dentes e misturados com saliva. Como resultado, o alimento é reduzido a uma massa macia, flexível e facilmente engolida, chamada bolus. As moléculas dos alimentos começam a dissolver-se na água da saliva, uma atividade importante porque as enzimas só podem reagir com as moléculas dos alimentos num meio líquido. Duas enzimas, a amilase salivar e a lipase lingual, contribuem para a digestão química na boca. A amilase salivar, que é segregada pelas glândulas salivares, inicia a decomposição do amido. A maior parte dos hidratos de carbono que ingerimos são amidos, mas apenas os monossacáridos podem ser absorvidos pela corrente sanguínea. Assim, os dissacáridos e os amidos ingeridos têm de ser decompostos em monossacáridos. A lipase lingual é segregada pelas glândulas linguais da língua. Esta enzima torna-se ativa no ambiente ácido do estômago e começa a funcionar após a ingestão dos alimentos. Esta enzima decompõe os triglicéridos da dieta em ácidos gordos e diglicéridos. Um diglicérido é constituído por uma molécula de glicerol ligada a dois ácidos gordos.

Composição e funções da saliva

A saliva é constituída por 99,5% de água e 0,5% de solutos. Entre os solutos encontram-se iões, incluindo sódio, potássio, cloreto, bicarbonato e fosfato. Também estão presentes alguns gases dissolvidos e várias substâncias orgânicas, incluindo ureia e ácido úrico, muco, imunoglobulina A, a enzima bacteriolítica lisozima e a amilase salivar, uma enzima digestiva que actua sobre o amido. Nem todas as glândulas salivares fornecem os mesmos ingredientes. As glândulas parótidas segregam um líquido aquoso (seroso) que contém amilase salivar. As glândulas submandibulares contêm células semelhantes às encontradas nas glândulas parótidas, mais algumas células mucosas, e segregam um líquido que contém amilase mas é espesso com muco. As glândulas sublinguais contêm maioritariamente células mucosas, pelo que segregam um fluido muito mais espesso que contribui apenas com uma pequena quantidade de amilase salivar. A água na saliva fornece um meio para dissolver os alimentos, para que possam ser provados pelos receptores gustativos e para que as reacções digestivas possam começar. Os iões de cloreto presentes na saliva activam a amilase salivar, uma enzima que inicia a decomposição do amido. Os iões de bicarbonato e fosfato tamponam os alimentos ácidos que entram na boca, pelo que a saliva é apenas ligeiramente ácida (pH 6,35-6,85).

As glândulas salivares (tal como as glândulas sudoríparas da pele) ajudam a eliminar as moléculas de resíduos do corpo, o que explica a presença de ureia e ácido úrico na saliva. O muco lubrifica os alimentos para que se possam movimentar facilmente na boca, formar uma bola e serem engolidos. A imunoglobulina A (IgA) impede a fixação de micróbios, de modo a que estes não consigam penetrar no epitélio, e a enzima lisozima mata as bactérias; no entanto, estas substâncias não estão presentes em quantidades suficientes para eliminar todas as bactérias orais. A secreção de saliva, denominada salivação, é controlada pelo sistema nervoso autónomo. As quantidades de saliva segregadas diariamente variam consideravelmente, mas a média é de 1000-1500 ml (1-1,6 qt). A estimulação parassimpática promove a secreção contínua de uma quantidade moderada de saliva, que mantém as membranas mucosas húmidas e lubrifica os movimentos da língua e dos lábios durante a fala. A saliva é então engolida e ajuda a humedecer o esófago. Por fim, a maioria dos componentes da saliva é reabsorvida, o que evita a perda de fluidos.

A estimulação simpática domina durante o stress, resultando na secura da boca. Se o corpo ficar desidratado, as glândulas salivares deixam de segregar saliva para conservar a água; a secura da boca daí resultante contribui para a sensação de sede. Beber não só restaura a homeostase da água corporal, como também humedece a boca. A sensação e o sabor dos alimentos também são potentes estimuladores das secreções das glândulas salivares. As substâncias químicas presentes nos alimentos estimulam os receptores nas papilas gustativas da língua, e os impulsos são transmitidos das papilas gustativas para dois núcleos salivares no tronco cerebral (núcleos salivares superior e inferior). Os impulsos parassimpáticos de retorno nas fibras dos nervos facial (VII) e glossofaríngeo (IX) estimulam a secreção de saliva.

Deglutição

O movimento do alimento da boca para o estômago é chamado de deglutição ou deglutição, que pode ser de três tipos

(1) Fase oral

O bolo alimentar é passado para a orofaringe e é uma fase voluntária. Neste processo, a parte anterior da língua é elevada contra o palato duro pelos músculos intrínsecos da língua (músculos longitudinais superiores e transversos) e a parte posterior da língua é elevada pelos músculos estiloglosso e palatoglosso, e o bolo alimentar desce para a orofaringe.

(2) Fase faríngea

O bolus é passado para o esófago. Trata-se de um controlo involuntário. Aqui, o bolo alimentar estimula receptores na orofaringe que enviam impulsos para o centro de deglutição na medula oblonga e na ponte inferior e, em seguida, os impulsos de retorno fazem com que o palato mole seja elevado pelo elevador dos vélios palatinos e pelo tensor dos vélios palatinos para fechar o istmo nasofaríngeo, o que impede que o bolo alimentar entre na cavidade nasal, e as pregas ariepiglóticas são activadas pelas aretóides para fechar a abertura da laringe. A contração e o relaxamento dos músculos constritores e longitudinais causam o movimento para cima e para baixo da faringe.

(4)Fase Esofágica

O bolus entra no estômago. Trata-se de um controlo involuntário. É sobretudo o peristaltismo que está na base deste controlo. Durante a fase esofágica da deglutição, o peristaltismo, uma progressão de contracções e relaxamentos coordenados das camadas circulares e longitudinais da musculatura, empurra o bolo alimentar para a frente. As contracções são repetidas em ondas que empurram o alimento para o estômago. O muco segregado pelas glândulas esofágicas lubrifica o bolo alimentar e reduz a fricção. A passagem de alimentos sólidos ou semi-sólidos da boca para o estômago demora 4 a 8 segundos; alimentos muito moles e líquidos passam em cerca de um segundo.

Faringe

Quando o alimento é engolido pela primeira vez, passa da boca para a faringe; um tubo em forma de funil que se estende das narinas internas até ao esófago, posteriormente, e até à laringe, anteriormente. Tem cerca de 12 cm. É limitado superiormente pela base do crânio, inferiormente é contínuo ao esófago ao nível da 6th vértebra cervical, posteriormente desliza livremente sobre a fáscia pré-vertebral e anteriormente comunica com a cavidade nasal, a cavidade oral e a laringe. Divide-se em três partes

(A) Nasofaringe

Começa no nariz e vai até ao palato mole. O palato nasofaríngeo situa-se na sua parte lateral e o seu aspeto patológico é designado por adenóides. A nasofaringe tem apenas ação respiratória.

(B) Orofaringe

Começa na cavidade oral e vai até à laringofaringe a nível epiglótico, onde continua para o esófago. Anteriormente, comunica-se com a cavidade oral através do istmo orofaríngeo, superiormente, comunica-se com a cavidade nasal através do istmo nasofaríngeo. As amígdalas nasopalatinas situam-se lateralmente a esta; a sua condição patológica é denominada tosilite. É comummente encontrada em adultos. A função da orofaringe é tanto a respiração como a atividade digestiva.

(C) Laringofaringe

Situa-se atrás da laringe e estende-se desde o bordo superior da epiglote até à parte inferior da cartilagem cricoide.

Lateralmente a esta, localiza-se a fossa pisiforme. A faringe é composta por músculos esqueléticos. O alimento engolido passa da boca para a orofaringe e para a laringofaringe; as contracções musculares destas áreas ajudam a impulsionar o alimento para o esófago e depois para o estômago.

Estrutura da faringe

A parede da faringe é composta por cinco camadas

- Mucosa-

- Submucosa-

- Fáscia fringobasilar/aponeurose faríngea - É uma lâmina fibrosa, mais espessa na parte superior, onde preenche o espaço entre o bordo superior do músculo constritor superior e a base do crânio.

• Camada Muscular - É constituída por uma camada circular externa composta pelos músculos constritores (superior, médio e inferior) e uma camada longitudinal interna composta pelos músculos estilofaríngeo, salpingofaríngeo e palatofaríngeo.

- Fáscia Bucofaríngea - cobre a camada externa dos constritores da fringe e do bucinador.

Todos os músculos constritores encontram-se posteriormente à faringe na rafe faríngea.

O músculo constritor inferior é de dois tipos - tireofaríngeo e cricofaríngeo. Na parede posterior da faringe, a única camada do músculo tireofaríngeo encontra-se abaixo do nível das pregas vocais e o esfíncter cricofaríngeo é conhecido como DEHISCÊNCIA DE KILLIAN. O espaço entre a borda côncava superior do constritor superior e o osso occipital basal é denominado SINUS DE MORGAGNI.

ESOPHAGUS

O esófago é um tubo muscular colapsável, com cerca de 25 cm de comprimento, que se situa posteriormente à traqueia. O esófago começa na extremidade inferior da laringofaringe ao nível do bordo inferior da cartilagem cricoide e passa através do mediastino anterior à coluna vertebral. Perfura o diafragma através de uma abertura denominada hiato esofágico, ao nível da vértebra T10, e termina na porção superior do estômago. Por vezes, parte do estômago sobressai acima do diafragma através do hiato esofágico. Esta situação é designada por hérnia do hiato.

ESTRUTURAS DO ESÓFAGO

A mucosa do esófago é constituída por epitélio escamoso estratificado não queratinizado, lâmina própria (tecido conjuntivo areolar) e uma muscularis muscosae (músculo liso). Perto do estômago, a mucosa do esófago também contém glândulas mucosas. O epitélio escamoso estratificado associado aos lábios, à boca, à língua, à orofaringe, à laringofaringe e ao esófago proporciona uma proteção considerável contra a abrasão e o desgaste das partículas de alimentos que são mastigadas, misturadas com secreções e engolidas. A submucosa contém tecido conjuntivo areolar, vasos sanguíneos e glândulas mucosas.

A Muscularis do esófago tem o terço superior do esófago como músculo esquelético, o terço intermédio como músculo esquelético e liso e o terço inferior como músculo liso. Em cada extremidade do esófago, a muscular torna-se ligeiramente mais proeminente e forma dois esfíncteres - o esfíncter esofágico superior (EES), que é constituído por músculo esquelético, e o esfíncter esofágico inferior (EEI), que é constituído por músculo liso. O esfíncter esofágico superior regula o movimento dos alimentos da faringe para o esófago; o esfíncter esofágico inferior regula o movimento dos alimentos do esófago para o estômago. A camada superficial do esófago é conhecida como adventícia, em vez de serosa, como no estômago e nos intestinos, porque o tecido conjuntivo areolar desta camada não está coberto por mesotélio e porque o tecido conjuntivo se funde com o tecido conjuntivo das estruturas circundantes do mediastino através do qual passa. A adventícia liga o esófago às estruturas circundantes.

O esófago tem principalmente 4 constrições-

-   No início do esófago, atrás da cartilagem cricoide (16-17 cm dos dentes incisivos).

-   Onde a sua superfície anterior é atravessada pelo arco aórtico e pelo brônquio esquerdo (25-27 a partir dos dentes incisivos). Onde perfura o diafragma (36-38 cm a partir dos dentes incisivos).

ESTÔMAGO

O estômago é um alargamento em forma de J do trato gastrointestinal diretamente inferior ao diafragma nas regiões epigástrica, umbilical, hipocondríaca esquerda e flanco do abdómen. O estômago liga o esófago ao duodeno, a primeira parte do intestino delgado. Uma vez que uma refeição pode ser ingerida muito mais rapidamente do que os intestinos a conseguem digerir e absorver, uma das funções do estômago é servir de câmara de mistura e reservatório de retenção. Em intervalos apropriados após a ingestão de alimentos, o estômago força uma pequena quantidade de material para a primeira porção do intestino delgado. A posição e o tamanho do estômago variam continuamente. O diafragma empurra-o inferiormente em cada inspiração e puxa-o superiormente em cada expiração. Em vazio, tem o tamanho aproximado de uma grande salsicha, mas é a parte mais distensível do trato gastrointestinal e pode acomodar uma grande quantidade de alimentos. No estômago, prossegue a digestão do amido, inicia-se a digestão das proteínas e dos triglicéridos, o bolo alimentar semi-sólido é convertido em líquido e certas substâncias são absorvidas. O seu comprimento é de cerca de 25 cm.

PARTES DO ESTÔMAGO - O estômago tem cinco regiões anatómicas.

1. Cardia

É a junção esófago-gástrica e não tem esfíncter. Na posição supina, o orifício cárdico situa-se geralmente posterior à sexta cartilagem costal esquerda, a 2-4 cm do plano mediano ao nível da vértebra T11.

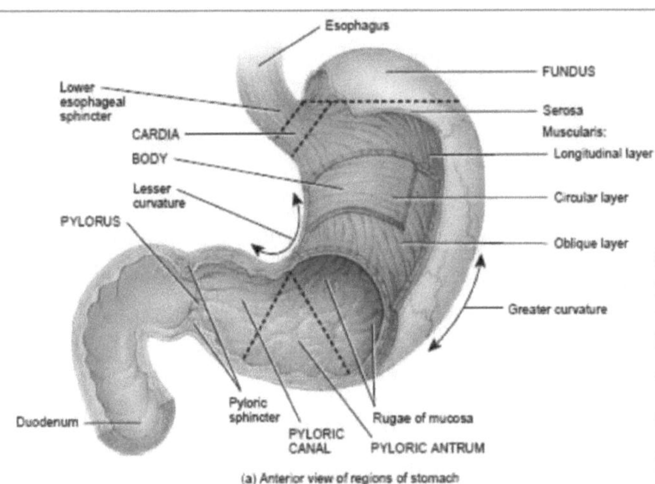

A Fig. 1 mostra as diferentes partes do estômago.

2. Fundo de olho

Tem forma de cúpula e projecta-se acima e à esquerda dos orifícios cardíacos para estar em contacto com a cúpula esquerda do diafragma. O fundo do olho pode estar dilatado por gás, líquido, alimentos ou qualquer combinação destes. Em posição supina, o fundo do saco situa-se geralmente posterior à sexta costela esquerda no plano da linha clavicular média.

3. Corpo

Estende-se do fundo do olho até à incisura angular, que é um entalhe externo constante na extremidade inferior da curvatura menor. Uma linha traçada a partir da incisura angular até uma reentrância na grande curvatura define o limite inferior do corpo.

4. Antro pilórico

Estende-se a partir desta linha até ao sulco intermédio. A parte pilórica é a região de saída do estômago em forma de funil; a sua parte mais larga, o antro pilórico, conduz ao canal pilórico, a sua parte mais estreita.

5. **Canal pilórico**

Tem geralmente 1-2 cm de comprimento e estende-se desde o sulco intermédio até aos orifícios pilóricos. É a junção da extremidade distal do estômago com o duodeno. Possui um poderoso músculo esfíncter que controla a descarga do conteúdo do estômago através do orifício pilórico (abertura inferior ou saída do estômago) para o duodeno. O canal gástrico é a porção relativamente fixa do antro pilórico e da curvatura menor adjacente; é o local de numerosas alterações patológicas, como a gastrite, a úlcera péptica e o carcinoma gástrico. Na posição supina, a parte pilórica do estômago situa-se ao nível do plano transpilórico, a meio caminho entre a incisura jugular superiormente e a crista púbica inferiormente. O plano transpõe as 8th cartilagens costais e a vértebra L1. Quando ereto, a sua localização varia entre as vértebras L2 e L4. O orifício pilórico está aproximadamente 1,25 cm à direita da linha média.

6. **Esfíncter pilórico**

Trata-se de uma banda espessa de músculos circulares que são sentidos como uma estrutura dura neste local. Além disso, os músculos lisos na região do esfíncter têm uma maior concentração de fibras de colagénio e elastina, o que aumenta a sua força, mas mantém a sua elasticidade. Os músculos do esfíncter podem ser considerados como Sushir Snayu devido à sua semelhança em termos de função, dureza estrutural e força. A função do snayu é ligar e, assim, ajudar a suportar o peso. A natureza de ligação aqui é clara no facto de o esfíncter estar sempre num estado de constrição, suportando assim o peso do conteúdo presente acima dele. Funcionalmente, ajuda a impedir o movimento do conteúdo do seu respetivo Ashaya mais abaixo.

CURVATURAS DO ESTÔMAGO

(1) Curvatura menor

Estende-se entre os orifícios cardíaco e pilórico e forma a borda medial/esquerda do estômago. Desce do lado medial do esófago, à frente das fibras de decussação da crossa direita do diafragma. Termina no piloro, logo à direita da linha média. Na parte dependente deste, existe tipicamente um entalhe, Incisura angularis, cuja posição e aspeto variam com a distensão gástrica. O omento menor está ligado a esta curvatura e contém os vasos gástricos direito e esquerdo.

(2) Maior Curvatura

É 4 a 5 vezes mais comprida do que a curvatura menor. Começa na incisura cardíaca e termina no piloro. A sua maior convexidade situa-se no ápice do fundo do estômago, ao nível do quinto espaço intercostal, abaixo do mamilo esquerdo nos homens, mas varia com a respiração. Forma o bordo direito do estômago. No início, esta curvatura é coberta pelo peritoneu, que continua sobre a superfície anterior do estômago. Lateralmente, a curvatura maior dá origem aos ligamentos gastrosplénicos, aos ligamentos gastrofrénicos e aos ligamentos esplenorenais. Uma parte posterior do fundo do estômago que está em contacto direto com o diafragma é chamada árca nua, onde não se encontra o peritoneu. O estômago tem duas superfícies - Anterosupoerior/Anterior, Posteroinferior/Posterior.

Histologia do estômago

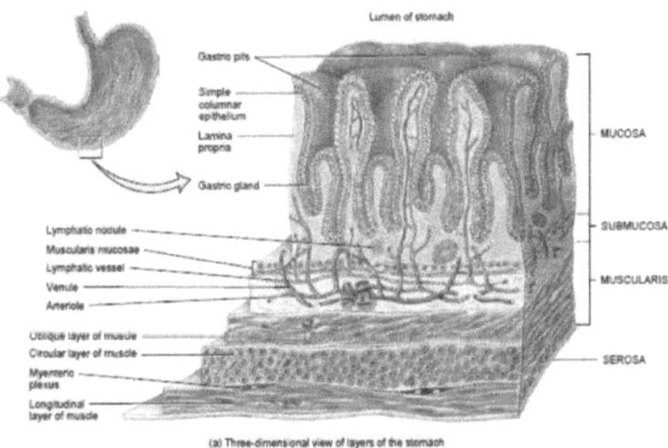

A Fig. nº 2 mostra as partes histológicas do estômago.

A parede do estômago é composta pelas mesmas camadas básicas que o resto do trato gastrointestinal, com algumas modificações.

Mucosa

- A superfície da mucosa é constituída por uma camada de células epiteliais colunares simples, denominadas células mucosas superficiais. Contém uma lâmina própria (tecido conjuntivo areolar) e uma muscularis mucosae (músculo liso).

  - As células epiteliais estendem-se até à lâmina própria, onde formam colunas de células secretoras denominadas glândulas gástricas. Várias glândulas gástricas abrem-se no fundo de canais estreitos chamados fossas gástricas. As secreções de várias glândulas gástricas fluem para cada fossa gástrica e depois para o lúmen do estômago. As glândulas gástricas contêm três tipos de *células glandulares exócrinas* que segregam os seus produtos para o lúmen do estômago: as células do colo mucoso, as células principais e as células parietais. As células do colo mucoso segregam muco. As células parietais produzem o fator intrínseco (necessário para a absorção da vitamina B12) e o ácido clorídrico. As células principais segregam pepsinogénio e lipase gástrica. As células G produtoras de gastrina estão presentes predominantemente na região da mucosa antropilórica, com um pequeno número destas células nas criptas e nas glândulas de Brunner do duodeno proximal. As secreções das células mucosas, parietais e principais formam o suco gástrico, que totaliza 2000-3000 mL (cerca de 2-3 qt.) por dia. Além disso, as glândulas gástricas incluem um tipo de célula enteroendócrina, a célula G, que está localizada principalmente no antro pilórico e segrega a hormona gastrina para a corrente sanguínea. Esta hormona estimula vários aspectos da atividade gástrica. A mucosa de um estômago vazio é lançada em pregas chamadas rugas gástricas. As rugas encontram-se longitudinalmente ao longo da curvatura menor chamada canal gástrico ou Magestrasse; permite a passagem rápida do líquido engolido ao longo da curvatura menor. As pregas da mucosa na região do corpo e do fundo são soltas (rugas), enquanto a mucosa antral é um pouco achatada. A vitamina B12 ou cobalamina é um composto organometálico complexo com um átomo de cobalto situado num anel de corrina, semelhante à estrutura da porfirina a partir da qual se forma o hemo. Após a ingestão, a vit.B12 é libertada e liga-se ao fator intrínseco (FI), uma glicoproteína produzida pelas células parietais do estômago e cuja secreção é sensivelmente semelhante à da Hcl. Por conseguinte, o FI actua como uma proteína transportadora dirigida pelas células, semelhante à transferência. O complexo vit.B12-IF ligado ao recetor é levado para as células da mucosa ileal onde, após várias horas, o IF é destruído, a vit. B12 é libertada e transferida para outra proteína de transporte, a transcobalamina II. O complexo B12 TC II é finalmente segregado para a circulação portal, de onde é absorvido pelo fígado, medula óssea e outras células.

Fases da secreção gástrica-

- **Fase cefálica**

Esta fase da digestão gástrica consiste em reflexos iniciados por receptores sensoriais na cabeça. Mesmo antes de os alimentos entrarem no estômago, a visão, o cheiro, o sabor ou o pensamento de alimentos iniciam este reflexo. O córtex cerebral e o centro de alimentação no hipotálamo enviam impulsos nervosos para a medula oblonga. A medula transmite então impulsos aos neurónios pré-ganglionares parassimpáticos nos nervos vagos, que estimulam os neurónios pós-ganglionares parassimpáticos no plexo submucoso. Por sua vez, os impulsos dos neurónios pós-ganglionares parassimpáticos estimulam as glândulas gástricas a segregar pepsinogénio, clorídrico e muco no quimo do estômago e gastrina no sangue. Os impulsos dos neurónios parassimpáticos também aumentam a motilidade do estômago. As emoções como a raiva, o medo e a ansiedade podem retardar a digestão no estômago porque estimulam o sistema nervoso simpático, que inibe a atividade gástrica.

- **Fase gástrica**

Quando o alimento chega ao estômago, os receptores sensoriais no estômago iniciam mecanismos neurais e hormonais para assegurar que a secreção e a motilidade gástricas continuam. Esta é a fase gástrica da digestão gástrica. Qualquer tipo de alimento distende o estômago e estimula os receptores de estiramento nas suas paredes. Os quimiorreceptores do estômago monitorizam o pH do quimo gástrico. Quando as paredes do estômago estão distendidas ou o pH aumenta porque as proteínas entraram no estômago e tamponaram parte do ácido gástrico, os receptores de estiramento e os quimiorreceptores são activados e é iniciado um ciclo de feedback neural. A partir dos receptores de estiramento e dos quimiorreceptores, os impulsos nervosos propagam-se para o plexo submucoso, onde activam os neurónios parassimpáticos e entéricos. Os impulsos nervosos resultantes causam ondas de peristaltismo e continuam a estimular o fluxo de suco gástrico das células parietais, células principais e células mucosas. Por sua vez, a acetilcolina estimula a secreção da hormona gastrina pelas células G. A gastrina estimula o crescimento das glândulas gástricas e a secreção de uma grande quantidade de suco gástrico. A secreção de gastrina é inibida quando o pH do suco gástrico desce abaixo de 2,0. A libertação de ácido é também desencadeada pela acetilcolina e pela histamina.

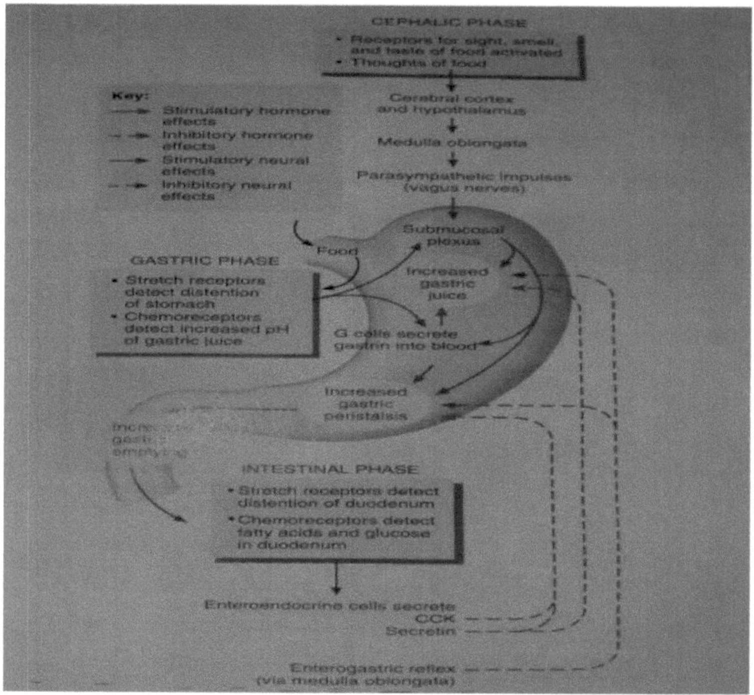

A Fig. no. 3 mostra o mecanismo da fase gástrica.

O controlo das secreções gástricas ocorre principalmente de uma das três formas seguintes:

- Fase intestinal

Enquanto os reflexos iniciados durante as fases cefálica e gástrica estimulam a atividade secretora e a motilidade do estômago, os que ocorrem durante a fase intestinal têm efeitos inibitórios. Isto desencadeia a libertação de gastrina intestinal. O reflexo enterogástrico inibe os núcleos vagais, activando as fibras simpáticas, fazendo com que o esfíncter pilórico se aperte para impedir a entrada de mais alimentos e inibindo os reflexos locais

(1) Submucosa

É a camada de tecido fibroconectivo frouxo que liga a mucosa à muscularis frouxamente e contém ramos de vasos sanguíneos, linfáticos e plexos nervosos e células ganglionares.

(2) Muscularis -

A muscularis tem três camadas de músculos lisos (em vez das duas encontradas no esófago e nos intestinos delgado e grosso): a camada longitudinal externa, a camada circular média e a camada oblíqua interna. A camada oblíqua limita-se principalmente ao corpo do estômago. Os plexos nervosos e as células ganglionares estão presentes entre as camadas longitudinal e circular do músculo. O esfíncter pilórico é a camada muscular circular espessada na junção gastroduodenal.

(3) Serosa

A serosa é composta por epitélio escamoso simples (mesotélio) e tecido conjuntivo areolar; a porção da serosa que cobre o estômago faz parte do peritoneu visceral. Na curvatura menor do estômago, o peritoneu visceral estende-se para cima, até ao fígado, sob a forma de omento menor. Na curvatura maior do estômago, o peritoneu visceral continua para baixo como o omento maior e cobre os intestinos.

REACÇÕES DO ESTÔMAGO

- O estômago é coberto por peritoneu, exceto onde os vasos sanguíneos correm ao longo das suas curvaturas e numa pequena área posterior ao orifício cardial. As duas camadas do omento menor estendem-se à volta do estômago e deixam-no com maior curvatura que o omento maior.

- Anteriormente, o estômago está relacionado com o diafragma, o lobo esquerdo do fígado e a parede abdominal anterior. Posteriormente, o estômago está relacionado com a bursa omental e o pâncreas; a superfície posterior do estômago forma a maior parte da parede anterior da bursa omental.

- O cólon transverso está relacionado inferior e lateralmente com o estômago, ao longo da curvatura maior do estômago até à flexura cólica esquerda.

- O leito do estômago, sobre o qual o estômago repousa em posição supina, é formado pelas estruturas que constituem a parede posterior da bursa omental. De superior para inferior, o leito do estômago é formado pela cúpula esquerda do diafragma, baço, rim esquerdo e glândula suprarrenal, artéria esplénica, pâncreas e mesocólon transverso.

Digestão mecânica e química no estômago

Alguns minutos após a entrada do alimento no estômago, movimentos peristálticos suaves e ondulantes, chamados ondas de mistura, passam pelo estômago a cada 15 a 25 segundos. Estas ondas maceram o alimento, misturam-no com as secreções das glândulas gástricas e reduzem-no a um líquido pastoso chamado quimo. Poucas ondas de mistura são observadas no fundo do estômago, que tem principalmente uma função de armazenamento. À medida que a digestão prossegue no estômago, ondas de mistura mais vigorosas começam no corpo do estômago e intensificam-se à medida que chegam ao piloro. O esfíncter pilórico normalmente permanece quase, mas não completamente fechado. À medida que o alimento chega ao piloro, cada onda de mistura força periodicamente cerca de 3 ml de quimo para o duodeno através do esfíncter pilórico, este fenómeno é conhecido como esvaziamento gástrico. A maior parte do quimo é forçada a voltar para o corpo do estômago, onde a mistura continua. A onda seguinte empurra o quimo novamente para a frente e força um pouco mais para o duodeno. Estes movimentos para a frente e para trás do conteúdo gástrico são responsáveis pela maior parte da mistura no estômago. Os alimentos podem permanecer no fundo do estômago durante cerca de uma hora sem se misturarem com o suco gástrico. Durante este tempo, a digestão pela amilase salivar continua. Em breve, porém, a ação de agitação mistura o quimo com o suco gástrico ácido, inactivando a amilase salivar e activando a lipase lingual, que começa a digerir os triglicéridos em ácidos gordos e diglicéridos.

As contracções da fome são as ondas peristálticas que se sobrepõem à contração dos músculos lisos gástricos. O fluido fortemente ácido do estômago mata muitos micróbios presentes nos alimentos. A digestão enzimática das proteínas também começa no estômago. A única enzima proteolítica (que digere proteínas) existente no estômago é a pepsina, que é segregada pelas células principais. A pepsina rompe certas ligações peptídicas entre os aminoácidos, decompondo uma cadeia proteica de muitos aminoácidos em fragmentos peptídicos mais pequenos. A pepsina é mais eficaz no ambiente muito ácido do estômago (pH 2); torna-se inativa a um pH mais elevado. Outra enzima do estômago é a lipase gástrica, que divide os triglicéridos de cadeia curta das moléculas de gordura (como as que se encontram no leite) em ácidos gordos e monoglicéridos. Um monoglicérido é constituído por uma molécula de glicerol que está ligada a uma molécula de ácido gordo. Apenas uma pequena quantidade de nutrientes é absorvida no estômago porque as suas células epiteliais são impermeáveis à maioria dos materiais. No entanto, as células mucosas do estômago absorvem alguma água, iões e ácidos gordos de cadeia curta, bem como certos medicamentos (especialmente a aspirina) e o álcool. No espaço de 2 a 4 horas após a ingestão de uma refeição, o estômago esvazia o seu conteúdo no duodeno. Os alimentos ricos em hidratos de carbono são os que passam menos tempo no estômago; os alimentos ricos em proteínas permanecem um pouco mais tempo e o esvaziamento é mais lento após uma refeição rica em gordura, que contenha grandes quantidades de triglicéridos.

(5) INTESTINO DELGADO

A maior parte da digestão e absorção de nutrientes ocorre num longo tubo chamado intestino delgado. Por este facto, a sua estrutura está especialmente adaptada a estas funções. O seu comprimento, por si só, proporciona uma grande área de superfície para a digestão e absorção, e essa área é ainda aumentada por pregas circulares, vilosidades e microvilosidades. O intestino delgado começa no esfíncter pilórico do estômago, enrola-se através da parte central e inferior da cavidade abdominal e, por fim, abre-se no intestino grosso. Tem um diâmetro médio de 2,5 cm; o seu comprimento é de cerca de 3 m numa pessoa viva e de cerca de 6,5 m num cadáver, devido à perda do tónus muscular liso após a morte.

Anatomia do intestino delgado

O intestino delgado divide-se em três regiões

1. O duodeno - significa "12"; tem este nome porque é aproximadamente tão longo como a largura de 12 dedos. É um órgão retroperitoneal. Começa no esfíncter pilórico do estômago e estende-se por cerca de 25 cm.
2. O jejuno - tem cerca de 1 m de comprimento e estende-se até ao íleo. *Jejuno*

significa "vazio", que é como é encontrado na morte.

3. O íleo - É a parte mais longa do intestino delgado. Tem cerca de 2 m e junta-se ao intestino grosso num esfíncter de músculo liso chamado esfíncter ileocecal.

O intestino delgado absorve cerca de 8,3 litros do líquido; o restante passa para o intestino grosso, onde a maior parte do restante - cerca de 0,9 litros - também é absorvida. Apenas 0,1 litro (100 mL) de água é excretado nas fezes todos os dias. A maior parte é excretada pelo sistema urinário. Toda a absorção de água no trato gastrointestinal ocorre por *osmose a* partir do lúmen do intestino, através das células de absorção e para os capilares sanguíneos. Como a água pode mover-se através da mucosa intestinal em ambas as direcções, a absorção de água do intestino delgado depende da absorção de electrólitos e nutrientes para manter um equilíbrio osmótico com o sangue. Os electrólitos, monossacáridos e aminoácidos absorvidos estabelecem um gradiente de concentração para a água que promove a absorção de água por osmose.

HISTOLOGIA DO INTESTINO DELGADO-

1. Mucosa

É composto por uma camada de epitélio colunar simples que contém

- Lamina Propria - contém tecido conjuntivo areolar e MALT.

- Muscularis Mucosa - contém células musculares lisas.

Na mucosa encontram-se muitos tipos de células como

(a) Células de absorção - digerem e absorvem nutrientes.

(b) Células caliciformes - segrega muco.

(c) Glândulas intestinais -

1) Células de Paneth - segregam lisozima. 2) Células CCK - segregam colecistoquinina.

3) Células S - segregam a hormona secretina.

4) Células K - segregam o péptido insulinotrópico dependente da glucose.

2. SUB MUCOSA

Neste caso, o duodeno contém glândulas duodenais (glândulas de Brunner) que segregam um muco alcalino.

3. **MUSCULARIS**

Têm uma camada longitudinal exterior e uma camada circular interior.

4. **SEROSA**

É o peritónio visceral.

Algumas estruturas especiais do intestino delgado

1) **Dobras circulares/Plicae cicularis**

São dobras da mucosa e da submucosa. Aumentam a absorção através do aumento da área de superfície e proporcionam um caminho em espiral para o quimo.

2) **Vilosidades -**

É uma estrutura semelhante a um dedo, que aumenta a área de superfície do epitélio. Cada vilosidade é coberta por epitélio e tem um núcleo de lâmina própria; no tecido conjuntivo da lâmina própria estão embutidos uma arteríola, uma vénula, uma rede de capilares sanguíneos e um lacteo, que é um capilar linfático.

3) **Microvilosidades**

São projecções da membrana apical das células absorventes. Formam a borda em escova que aumenta a área de superfície da membrana plasmática. Cada vilosidade é coberta por epitélio e está inserida no tecido conjuntivo da lâmina própria. As microvilosidades aumentam consideravelmente a área de superfície da membrana plasmática; maiores quantidades de nutrientes digeridos podem difundir-se nas células de absorção num determinado período. As enzimas da borda em escova são quatro hidratos de carbono (dextrinase, maltase, sacarose e lactase), duas peptidases (aminopeptidase, dipepidase), dois nucleótidos (nucleosidase, fosfatase). São activados no intestino para a função digestiva. Todos os dias são segregados 1-2 litros de sumo intestinal, ligeiramente alcalino (pH 7,6).

DUODENO

O duodeno adulto tem 20-25 cm de comprimento, é a parte mais curta, mais larga e mais previsível do intestino delgado. Está parcialmente coberto pelo peritoneu. Os seus 2,5 cm proximais são intraperitoneais e os restantes são retroperitoneais. A forma do duodeno é em forma de C. Situa-se entre o nível da primeira e da terceira vértebras lombares. Situa-se totalmente acima do nível do umbigo. Tem quatro partes

[A] Primeira parte (superior) - Tem 5 cm de comprimento e começa como uma continuação da extremidade duodenal do piloro. É a porção mais móvel.

Os seus primeiros 2/2 cm têm um aspeto mucoso, pelo que é frequentemente designada por tampa duodenal. Tem uma forma triangular, aparência homogénea durante a radiologia com contraste e o mesmo padrão de rugas cobre apenas a parte anterior à flexão.

A ulceração péptica é comummente encontrada na parede posterior desta região. A penetração da sua parede com erosão da artéria gastroduodenal pode provocar uma hemorragia dramática. A superfície anterior é coberta pelo peritoneu, pelo que a penetração da ulceração péptica pode levar a uma perfuração livre na cavidade peritoneal.

[B] Segunda parte (descendente) - Tem cerca de 8-10 cm de comprimento. Começa na flexura duodenal superior e corre inferiormente em curva, convexa do lado direito até à coluna vertebral, estendendo-se até ao bordo inferior do corpo vertebral lombar 3rd e termina na flexura duodenal inferior.

Relação Peritoneal - É retroperitoneal e fixa. O peritoneu é coberto apenas anteriormente, onde se encontra o colo da vesícula biliar.

O ducto biliar comum e o ducto pancreático entram na parede medial obliquamente e unem-se para formar a ampola hepatopancreática. A sua extremidade distal estreita abre-se na ampola duodenal principal (ampola de Vater) situada na parede póstero-medial da segunda parte 8-10 cm distal ao piloro.

Um ducto pancreático acessório pode abrir-se 2 cm acima da papila duodenal maior na papila menor. A ulceração péptica é menos frequente, mas tende a ocorrer na parede anterior ou lateral.

[C] Terceira parte (Horizontal) - Tem 10cm de comprimento. Começa na flexura duodenal inferior. Tem 10 cm de comprimento. Começa na vértebra lombar inferior, com um ângulo ligeiramente superior para a esquerda, anterior à veia cava inferior e termina em continuidade com a quarta parte, à frente da aorta abdominal. Relação peritoneal - é retroperitoneal, o peritoneu cobre a porção inferior da face anterior e reflecte-se para formar a camada de origem do mesentério do intestino delgado.

[D] Quarta parte (ascendente) - Tem 2,5 cm de comprimento. Começa logo à esquerda da aorta e corre superior e lateralmente até o nível da borda superior da segunda vértebra lombar. Depois vira-se antero-inferiormente na flexura duodenojejunal e é contínua com o jejuno.

Relação Peritoneal - O peritónio da raiz do mesentério do intestino delgado contínuo sobre a superfície anterior, de tal forma que está suspenso do retroperitónio por uma dupla prega de peritoneu, o ligamento de Teriz é o início da flexura duodenojejunal.

O LIGAMENTO DE TREITZ (músculo suspensor do duodeno) -

É a banda fibromuscular que suspende e suporta a flexura duodenojejunal. Contém fibras musculares esqueléticas que vão desde a crista esquerda do diafragma até ao tecido conjuntivo à volta do eixo celíaco e fibras musculares lisas que vão desde o eixo celíaco. A sua função é desconhecida. Trata-se de um marco importante no diagnóstico radiológico da rotação incompleta e da má rotação do intestino delgado.

Digestão no intestino delgado

Os dois tipos de movimentos do intestino delgado - segmentações e um tipo de peristaltismo chamado complexos de motilidade migratória - são governados principalmente pelo plexo mioentérico. As segmentações são localizadas, misturando contrações que ocorrem em porções do intestino distendidas por um grande volume de quimo. As segmentações misturam o quimo com os sucos digestivos e colocam as partículas de alimento em contacto com a mucosa para absorção; não empurram o conteúdo intestinal ao longo do trato. A segmentação inicia-se com as contracções das fibras musculares circulares numa porção do intestino delgado, uma ação que constringe o intestino em segmentos. As segmentações ocorrem mais rapidamente no duodeno, cerca de 12 vezes por minuto, e progressivamente abrandam para cerca de 8 vezes por minuto no íleo. Este movimento é semelhante a apertar alternadamente o meio e depois as extremidades de um tubo de pasta de dentes com tampa.

Depois de a maior parte da refeição ter sido absorvida, o que diminui a distensão da parede do intestino delgado, a segmentação pára e começa o peristaltismo. O tipo de peristaltismo que ocorre no intestino delgado, denominado complexo de motilidade migratória (CMM), começa na porção inferior do estômago e empurra o quimo para a frente ao longo de um curto trecho do intestino delgado antes de se extinguir. No total, o quimo permanece no intestino delgado durante 3-5 horas.

Digestão e absorção no intestino delgado

A conclusão da digestão de hidratos de carbono, proteínas e lípidos é um esforço coletivo do suco pancreático, da bílis e do suco intestinal no intestino delgado.

- A amilase (salivar ou pancreática) dividiu o amido em fragmentos mais pequenos,
- Uma enzima da borda em escova chamada -dextrinase actua sobre as -dextrinas resultantes, cortando uma unidade de glucose de cada vez.
- A sacarose é dividida numa molécula de glicose e numa molécula de frutose.
- A lactase digere a lactose numa molécula de glucose e numa molécula de galactose.
- A maltase divide a maltose e a maltotriose em duas ou três moléculas de glucose.

Respetivamente, a digestão dos hidratos de carbono termina com a produção de monossacáridos (glicose, frutose e galactose) que o sistema digestivo é capaz de absorver. Os aminoácidos simples, os dipeptídeos e os tripeptídeos são produtos finais das proteínas; e os ácidos gordos, o glicerol e os monoglicéridos são produtos finais dos triglicéridos. A passagem destes nutrientes digeridos do trato gastrointestinal para o sangue ou para a linfa é designada por absorção. A absorção de materiais ocorre por difusão, difusão facilitada, osmose e transporte ativo. Cerca de 90% de toda a absorção de nutrientes ocorre no intestino delgado; os restantes 10% ocorrem no estômago e no intestino grosso. Qualquer material não digerido ou não absorvido deixado no intestino delgado passa para o intestino grosso.

(7) INTESTINO GROSSO

Caraterísticas gerais

O intestino grosso estende-se desde a válvula ileocecal até ao ânus. Em termos gerais, encontra-se numa curva que tende a formar uma borda em torno das alças do intestino delgado que estão localizadas centralmente no abdómen. O intestino grosso começa na fossa ilíaca direita como o ceco, do qual surge o apêndice vermiforme. O ceco transforma-se no cólon ascendente, que passa para cima na região lombar direita e no hipocôndrio até à parte inferior do fígado, onde se dobra para a esquerda, formando a flexura hepática (flexura cólica direita) e transformando-se no cólon transverso. Este percorre o abdómen com uma convexidade ântero-inferior até atingir o hipocôndrio esquerdo, onde se curva inferiormente para formar a flexura esplénica (flexura cólica esquerda) e se torna o cólon descendente, que prossegue através das regiões lombar e ilíaca esquerdas para se tornar o cólon sigmoide na fossa ilíaca esquerda. O cólon sigmoide desce profundamente na pélvis e torna-se o reto, que termina no canal anal ao nível do pavimento pélvico. O intestino grosso tem cerca de 1,5 m de comprimento no adulto, embora o seu comprimento varie consideravelmente. O seu calibre é maior junto ao ceco e diminui gradualmente até ao nível do cólon sigmoide. O reto é mais calibroso no seu terço inferior e forma a ampola rectal acima do canal anal.

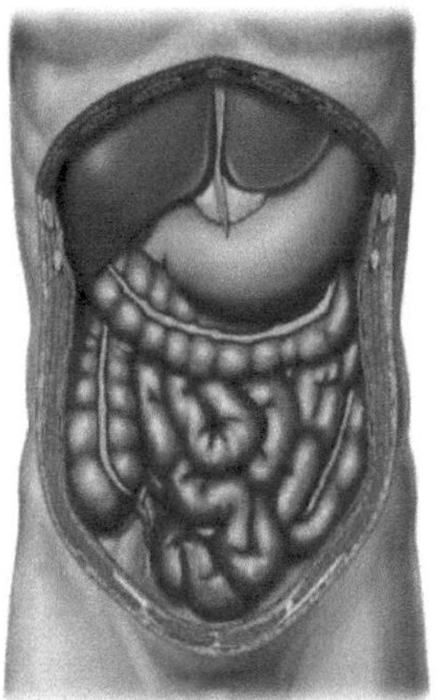 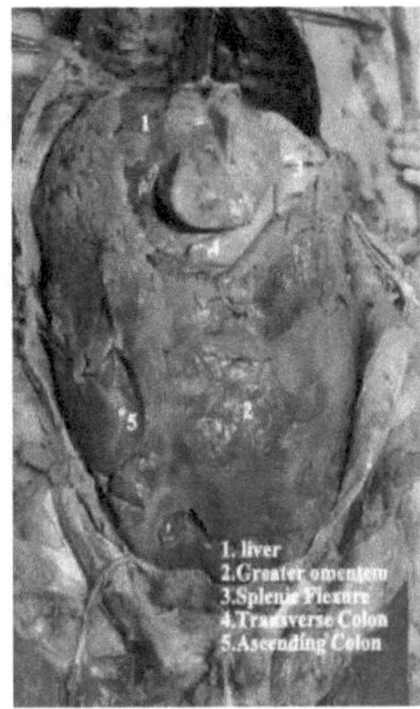

A Fig. nº 1 mostra os órgãos abdominais in-situ

O intestino grosso difere do intestino delgado em vários aspectos: tem um maior calibre; durante a maior parte do seu percurso, tem uma posição mais fixa; o seu músculo longitudinal, embora seja uma camada completa, está concentrado em três bandas longitudinais, taeniae coli, em todos os cólons, exceto no cólon sigmoide distal e no reto. As taeniae estão localizadas em posições relativamente constantes sob a superfície serosa do cólon, exceto no cólon transverso. Estão orientadas anteriormente no aspeto anti-mesentérico do cólon, em frente à linha média da inserção mesentérica (taenia libera), posterolateralmente (taenia omentalis) e posteromedialmente (taenia mesocolica), a meio caminho entre a taenia libera e o mesentério. No ceco e no cólon descendente, que são estruturas parcialmente retroperitoneais, a ténia posterolateral é frequentemente obscurecida pela reflexão peritoneal na parede do cólon. No cólon transverso, as ténias sofrem uma rotação de 90° em consequência da mobilidade e da posição dependente desta parte do cólon, pelo que a anterior se torna inferior, a posteromedial se torna posterior e a posterolateral se torna superior. As taeniae coli alargam-se para ocupar mais da circunferência do cólon sigmoide na sua porção distal e, ao nível da junção rectosigmóide, formam bandas anteriores e posteriores distintas. Estas bandas unem-se subsequentemente para formar uma cobertura muscular longitudinal completa para o reto que, por conseguinte, não tem saculações externas. O reto também não tem apêndices epiplóicos serosos. Pequenas projecções adiposas, apêndices epiplóicos, estão dispersas pela superfície livre de todo o cólon (tendem a estar ausentes do ceco, do apêndice vermiforme e do reto); a parede do cólon é enrugada em saculações (haustrações), que podem ser parcialmente devidas à presença de taeniae coli e que podem ser demonstradas em radiografias simples como septações incompletas que surgem da parede do intestino.

O intestino grosso desenvolve-se como um órgão totalmente mesentérico. No entanto, após a rotação do tubo intestinal no útero, grandes porções do mesmo ficam aderentes ao retroperitoneu, o que significa que algumas partes do cólon estão fixas no retroperitoneu e outras partes estão suspensas por um mesentério na cavidade peritoneal. Essas partes do cólon no retroperitoneu estão separadas de outras estruturas retroperitoneais por uma fina camada de tecido conjuntivo que forma um campo avascular durante a dissecção cirúrgica, mas que oferece pouca ou nenhuma barreira à propagação da doença no retroperitoneu.

O ceco pode estar dentro do retroperitoneu, mas mais frequentemente está suspenso por um mesentério curto. O cólon ascendente é normalmente uma estrutura retroperitoneal, embora a flexura hepática possa estar suspensa por um mesentério. O cólon transverso emerge do retroperitoneu num mesentério que se alonga rapidamente e encontra-se, frequentemente com mobilidade livre, na parte superior do abdómen. O mesocólon transverso encurta para a esquerda da parte superior do abdómen e pode tornar-se retroperitoneal na flexura esplénica. Ocasionalmente, a flexura esplénica é suspensa por um mesentério curto. O cólon descendente é retroperitoneal, geralmente ao nível da crista ilíaca esquerda. À medida que o cólon entra na pélvis, torna-se cada vez mais mesentérico, novamente na origem do cólon sigmoide, embora o comprimento total do mesentério sigmoide seja muito variável. O cólon sigmoide distal assenta num mesentério que encurta rapidamente à medida que se aproxima da pélvis; ao nível da junção rectosigmóide, o mesentério praticamente desapareceu, pelo que o reto entra na pélvis como uma estrutura retroperitoneal. O ceco e o cólon ascendente proximal são frequentemente mais móveis num mesentério mais longo no recém-nascido e no lactente do que no adulto.

CAECUM

O ceco é uma grande bolsa cega situada na fossa ilíaca direita, abaixo da válvula ileocecal, contínua proximalmente com o íleo distal e distalmente com o cólon ascendente. O apêndice vermiforme cego surge geralmente no seu lado medial ao nível da abertura ileal. O seu comprimento axial médio é de 6 cm e a sua largura é de 7,5 cm. Apoia-se posteriormente no ilíaco direito e no psoas maior, com a interposição do nervo cutâneo lateral da coxa. Posteriormente, encontra-se o recesso retrocaecal, que frequentemente contém o apêndice vermiforme. A parede abdominal anterior é imediatamente anterior ao ceco, exceto quando este está vazio, caso em que o omento maior e algumas alças do intestino delgado podem estar interpostos. Normalmente, o ceco é totalmente coberto por peritoneu, mas ocasionalmente este é incompleto póstero-superiormente, onde se encontra sobre a fáscia ilíaca, apenas separado desta por tecido conjuntivo frouxo.

No início da vida fetal, o ceco é geralmente curto, cónico e de base larga, com um ápice virado superomedialmente para a junção ileocecal. À medida que o feto cresce, o ceco aumenta inicialmente mais em comprimento do que em largura, ainda com o ápice virado superomedialmente; nas fases posteriores do crescimento intrauterino, a parte proximal do ceco alarga-se, de modo que o ceco continua a ter uma forma cónica, mas o ápice (do qual surge o apêndice) passa a apontar inferomedialmente. Esta forma infantil persiste ao longo da vida apenas numa percentagem muito pequena de indivíduos. Ocasionalmente, o ceco originalmente cónico torna-se quadrado como resultado do crescimento de um sáculo de cada lado da ténia anterior: os sáculos são de igual tamanho e o apêndice surge da depressão entre eles em vez de surgir do ápice de um cone. Na forma adulta normal, o sáculo direito cresce mais rapidamente do que o esquerdo, formando um novo "ápice". O ápice original, com o apêndice ligado, é empurrado em direção à junção ileocecal.

APÊNDICE VERMIFORME

O apêndice vermiforme é um tubo estreito e vermiforme que se origina da parede posterior-medial do ceco, aproximadamente 2 cm abaixo da extremidade do íleo. Pode ocupar uma de várias posições. As posições mais comuns observadas na prática clínica são retrocaecal ou retrocólica, pélvica ou descendente. Outras posições, incluindo a subcaecal e a pré ou pós-ileal, são ocasionalmente observadas, especialmente quando há um longo mesentério apendicular que permite maior mobilidade.

As três ténias coli no cólon ascendente e no ceco convergem na base do apêndice e fundem-se no seu músculo longitudinal. A ténia cecal anterior é geralmente distinta e pode ser localizada até ao apêndice, o que permite orientar a sua localização no intra-operatório. O apêndice varia entre 2-20 cm de comprimento: é frequentemente relativamente mais longo nas crianças e pode atrofiar-se e encurtar-se a partir de meados da idade adulta. Está ligado por um mesoapêndice curto à parte inferior do mesentério ileal. Esta prega é geralmente triangular, estendendo-se quase até à ponta apendicular ao longo de todo o visco. O lúmen do apêndice é pequeno e abre-se no ceco por um orifício situado abaixo e ligeiramente posterior à abertura ileocecal. O orifício é por vezes protegido por uma prega mucosa rectilínea, formando uma "válvula" assimétrica, que confere ao orifício do apêndice o aspeto de um "arco em corda".

CÓLON ASCENDENTE

O cólon ascendente tem cerca de 15 cm de comprimento e é mais estreito do que o ceco. Ascende até à superfície inferior do lobo direito do fígado, sobre o qual faz uma depressão pouco profunda, e depois vira abruptamente para a frente e para a esquerda, na flexura hepática. É uma estrutura retroperitoneal coberta anteriormente e de ambos os lados por peritoneu. A sua superfície posterior é separada por tecido conjuntivo frouxo da fáscia ilíaca, do ligamento iliolombar, do quadrado lombar, da aponeurose do músculo transverso do abdómen e da fáscia peri-renal anterior inferolateral ao rim direito. O nervo cutâneo femoral lateral, geralmente a quarta artéria lombar e, por vezes, os nervos ilioinguinal e ilio-hipogástrico, situam-se posteriormente ao cruzarem o quadrado lombar. Lateralmente, o peritoneu forma a calha paracólica lateral e, medialmente, a calha paracólica medial. O cólon ascendente possui um mesocólon estreito durante parte do seu trajeto em até um terço dos casos. Anteriormente, está em contacto com as alças do íleo, o omento maior e a parede abdominal anterior.

I. Flexão hepática

A flexura hepática forma a junção do cólon ascendente e do cólon transverso à medida que este último se vira para baixo, para a frente e para a esquerda. A sua posição é variável e tem geralmente um ângulo menos agudo do que a flexura esplénica. A superfície anterior do pólo inferior do rim direito é posterior, o lobo direito do fígado é superior e anterolateral, a (segunda) parte descendente do duodeno é medial e o fundo da vesícula biliar é anteromedial. O aspeto posterior da flexura hepática não está coberto por peritoneu e a parede intestinal está em contacto direto com a fáscia pararrenal. A flexura hepática é frequentemente coberta pelo omento maior, que pode estar ligado à superfície anterior do cólon ascendente superior e à extremidade proximal (direita) do cólon transverso.

CÓLON TRANSVERSO

O cólon transverso tem aproximadamente 50 cm de comprimento e estende-se desde a flexura hepática na região lombar direita até à região hipocondríaca esquerda, onde se curva póstero-inferiormente abaixo do baço como a flexura esplénica. O seu comprimento e posição são muito variáveis, o que pode ser confirmado por avaliação radiológica, mas descreve frequentemente um arco invertido, com a sua concavidade dirigida posterior e superiormente. Perto da flexura esplénica, uma curva abrupta em forma de U pode descer mais abaixo do que o arco principal. A superfície posterior da flexura hepática é desprovida de peritoneu e está ligada por tecido conjuntivo frouxo à parte anterior da parte descendente do duodeno e à cabeça do pâncreas. O cólon transverso, desde aqui até à flexura esplénica, está quase completamente revestido por peritoneu. Está suspenso do bordo anterior do corpo do pâncreas pelo mesocólon transverso, que se encontra ligado desde a parte inferior do rim direito, através da segunda parte do duodeno e do pâncreas, ao pólo inferior do rim esquerdo. O cólon transverso está suspenso entre as flexuras numa extensão variável e, por vezes, atinge a pélvis. Acima dele encontram-se o fígado e a vesícula biliar, a curvatura maior do estômago e o corpo do baço. O cólon transverso está normalmente ligado à curvatura maior do estômago pelo ligamento gastrocólico, que está em continuidade com o omento maior, situando-se anteriormente e estendendo-se inferiormente. Atrás e abaixo do cólon transverso encontram-se a parte descendente do duodeno, a cabeça do pâncreas, a extremidade superior do mesentério do intestino delgado, a flexura duodenojejunal e as alças do jejuno e do íleo.

ii. flexura esplénica

A flexura esplénica forma a junção do cólon transverso e descendente e situa-se no hipocôndrio esquerdo, inferomedialmente ao pólo inferior do baço. É anterior à cauda do pâncreas e também ao rim esquerdo, do qual está separada pela fáscia perirenal anterior. A flexura esplénica adopta frequentemente um ângulo muito agudo, de modo que a extremidade do cólon transverso se sobrepõe ao início do cólon descendente; podem existir aderências peritoneais e omentais entre as duas estruturas. Situa-se mais superior e posteriormente do que a flexura hepática direita; o peritoneu visceral que cobre a sua face lateral está frequentemente ligado ao diafragma ao nível da 10ª e 11ª costelas pelo ligamento frénico-cólico, que se situa abaixo do pólo anterolateral do baço. A sua posição em relação ao baço é variável: geralmente situa-se diretamente inferomedial ao seu pólo inferior, formando a impressão cólica, mas pode situar-se anteriormente ao hilo esplénico, ou mesmo um pouco acima. Nestes casos, o peritoneu visceral está frequentemente aderente à cápsula esplénica ou ao tecido conjuntivo hilar; uma tração inadvertida para baixo sobre a flexura esplénica durante a cirurgia pode romper a cápsula ou os vasos hilares. Pode estar "baixo" no recesso esplenorrenal sem ligação direta à cápsula esplénica.

CÓLON DESCENDENTE

O cólon descendente tem aproximadamente 25 cm de comprimento. Desce através do hipocôndrio esquerdo e da região lombar, inicialmente seguindo o bordo lateral do pólo inferior do rim esquerdo, e depois descendo no ângulo entre o psoas major e o quadrado lombar até à crista ilíaca. Em seguida, curva-se inferomedialmente, situando-se anteriormente ao ilíaco e ao psoas maior, para se tornar o cólon sigmoide abaixo do nível da crista ilíaca (entrada da pélvis menor). Encontra-se no retroperitoneu, coberto anteriormente e de ambos os lados por peritoneu. A sua superfície posterior está separada por tecido conjuntivo frouxo da fáscia peri-renal anterior inferolateral ao rim esquerdo, das aponeuroses do músculo transverso do abdómen, do quadrado lombar, do ilíaco e da parte mais superolateral do psoas maior. Os vasos e nervos subcostais, os nervos ilio-hipogástrico, ilio-inguinal, cutâneo femoral lateral, femoral e genitofemoral, e a quarta artéria lombar (geralmente), todos se encontram posteriormente ao cólon descendente (Fig. 67.27). As alças do jejuno situam-se anteriormente. Se as paredes abdominais anteriores estiverem relaxadas, a parte mais inferior do cólon descendente pode ser palpada diretamente por via transabdominal. O cólon descendente é mais pequeno em calibre, mais profundamente localizado e mais frequentemente coberto posteriormente por peritoneu do que o cólon ascendente.

CÓLON SIGMÓIDE

O cólon sigmoide começa abaixo da entrada pélvica e termina no reto. Caracteristicamente, forma uma ansa móvel que se situa normalmente na pélvis menor, mas o seu comprimento e forma são os mais variáveis de todos os segmentos do cólon. Normalmente, está completamente revestido de peritoneu e está ligado à parede abdominal posterior inferior e à parede posterior da falsa pélvis pelo mesocólon sigmoide em forma de leque. A raiz do mesocólon sigmoide tem uma ligação em "V" invertido à parede abdominal posterior.

O cólon sigmoide desce inicialmente sobre a crista ilíaca para a falsa pélvis, mas a partir daí a sua posição é extremamente variável. A ansa sigmoide é fixa nas suas junções com o cólon descendente e o reto, mas bastante móvel entre eles. As suas relações são, portanto, variáveis. Lateralmente, encontram-se os vasos ilíacos externos esquerdos, o nervo obturador, o ovário ou os canais deferentes e a parede pélvica lateral; posteriormente, encontram-se os vasos ilíacos externos e internos esquerdos e os vasos gonadais, o ureter, o piriforme e o plexo sacral; anteroinferiormente, encontra-se a bexiga nos homens, ou o útero e a bexiga nas mulheres; superiormente e à direita, o cólon sigmoide está em contacto com as alças do íleo. Os vasos gonadais e o ureter encontram-se num plano fascial distinto. O grau de distensão (quando distendido, o cólon sigmoide sobe para a cavidade abdominal e volta a descer para a pélvis menor quando vazio); o estado do reto, da bexiga e do útero (o cólon sigmoide tende a subir quando estes estão distendidos e a descer quando estão vazios). O comprimento e o diâmetro do cólon sigmoide variam consoante as raças.

RECTO

O reto é contínuo com o cólon sigmoide ao nível da terceira vértebra sacra e termina na extremidade superior do canal anal. Desce ao longo da concavidade sacrococcígea como a flexura sacral do reto, inicialmente inferoposteriormente e depois inferoanteriormente, para se juntar ao canal anal, passando pelo diafragma pélvico. A junção anorrectal situa-se 2 a 3 cm à frente e ligeiramente abaixo da ponta do cóccix, que é oposta ao ápice da próstata nos homens. A partir deste nível, o canal anal passa inferiormente e posteriormente a partir da extremidade inferior do reto.

A curva posterior é denominada flexão perineal do reto e o ângulo que forma com o canal anal superior é o ângulo anorrectal. O reto também se desvia em três curvas laterais: superior, convexa para a direita; média (a mais proeminente), convexa para a esquerda;

inferior, convexa para a direita. Ambas as extremidades do reto estão no plano mediano. Embora o comprimento absoluto seja variável, um marco comum utilizado na prática clínica para definir o reto é um comprimento de 15 cm acima da margem anal externa. O diâmetro inicial é semelhante ao do cólon sigmoide, mas mais inferiormente torna-se dilatado como a ampola rectal.

O terço superior do reto é coberto por peritoneu nas suas faces anterior e lateral. Relaciona-se anteriormente com o cólon sigmoide ou com as alças do íleo, se estes se encontrarem na pélvis; caso contrário, relaciona-se com a bexiga urinária, no caso dos homens, ou com o colo do útero e o corpo do útero, no caso das mulheres. O terço médio do reto é coberto por peritoneu apenas na sua parte anterior. O peritoneu reflecte-se superiormente sobre a bexiga urinária nos homens, formando a bolsa retovesical, ou sobre a parede vaginal posterior nas mulheres, formando a bolsa reto-uterina (bolsa de Douglas). O nível desta reflexão é mais elevado nos homens; a bolsa retovesical encontra-se a cerca de 7,5 cm (aproximadamente o comprimento do dedo indicador) da junção anorrectal. Nas mulheres, a bolsa reto-uterina está a cerca de 5,5 cm da junção anorrectal. Não existem haustrações no reto. Quando vazio, a mucosa forma várias pregas longitudinais na sua parte inferior, que se apagam durante a distensão. O reto tem normalmente três pregas transversais ou horizontais semi-lunares permanentes (embora o número possa variar), que são mais acentuadas na distensão rectal. Foram reconhecidas duas formas de prega horizontal. Uma é constituída pela mucosa, uma camada muscular circular e parte do músculo longitudinal, e é marcada externamente por uma indentação. A outra é desprovida de músculo longitudinal e não tem marcação externa. A prega mais superior, no início do reto, pode situar-se à esquerda ou à direita e, por vezes, circunda o lúmen rectal. A prega média é a maior e mais constante. Situa-se imediatamente acima da ampola rectal, projectando-se da parede anterior e direita logo abaixo do nível da reflexão peritoneal anterior; o músculo circular é mais marcado nesta prega do que nas outras. A prega mais inferior e variável encontra-se à esquerda, abaixo da prega média. Por vezes, encontra-se uma quarta prega à esquerda, um pouco acima da prega média.

Suprimento vascular do ceco, cólon ascendente, cólon transverso, cólon sigmoide e reto

- As artérias iliocólica, cólica direita e cólica média irrigam o ceco, o apêndice, o cólon ascendente e o cólon transverso, que são os ramos da artéria mesentérica superior. Da mesma forma, as veias ilíaca, cólica direita e cólica média drenam do ceco, do apêndice, do cólon ascendente e do cólon transverso, que por fim drenam para a veia porta.

- Os ramos cólico esquerdo e sigmoidal suprem o cólon descendente e o cólon sigmoide. As veias cólica esquerda e sigmoidal são drenadas do cólon descendente e do cólon sigmoide.

- O principal suprimento arterial para os dois terços superiores do reto é a artéria retal superior. Ramos da artéria retal média fornecem algum suprimento adicional para o terço médio, e ramos ascendentes da artéria retal inferior suprem o terço distal. A artéria sacral mediana (o ramo terminal da linha média da aorta) contribui com um pequeno ramo que entra na parede posterior da junção anorrectal na fáscia sacro-rectal.

- As veias rectais superiores, as veias rectais médias e o plexo venoso rectal drenam o sangue do reto.

Inervações

- O suprimento simpático para o ceco, o apêndice e o cólon ascendente origina-se na substância cinzenta intermediolateral do quinto ao 12º segmentos espinhais torácicos. O suprimento parassimpático para o ceco, apêndice e cólon ascendente é derivado do nervo vago através dos plexos celíaco e mesentérico superior.

- Os dois terços proximais do cólon transverso são inervados por nervos simpáticos e parassimpáticos através do plexo mesentérico superior. O terço distal geralmente recebe um suprimento simpático do plexo mesentérico inferior e um suprimento parassimpático que é derivado em parte do plexo mesentérico inferior e em parte de fibras retroperitoneais que viajam nos nervos esplâncnicos pélvicos.

- O suprimento simpático para o terço esquerdo do cólon transverso e para os cólons descendente e sigmoide origina-se no primeiro e segundo segmentos espinhais lombares. O suprimento parassimpático é feito através dos nervos esplâncnicos pélvicos.

- O suprimento simpático para o reto e o canal anal superior origina-se no primeiro e segundo segmentos espinhais lombares. O suprimento parassimpático pré-ganglionar para o reto e o canal anal superior é mediado pelos nervos esplâncnicos pélvicos, que viajam através dos plexos hipogástricos inferior e superior e ao longo dos plexos nervosos nos ramos da artéria mesentérica inferior.

CANAL ANAL

O canal anal começa na junção anorrectal e termina na borda anal. É angulado em relação ao reto porque a tração do puborrectal produz o ângulo anorrectal. Situa-se 2-3 cm à frente e ligeiramente abaixo da ponta do cóccix, que é oposta ao ápice da próstata nos homens. A borda anal é marcada por uma curva acentuada onde o epitélio escamoso que reveste o canal anal inferior se torna contínuo com a pele do períneo. A pigmentação da pele à volta do bordo anal corresponde aproximadamente à extensão do esfíncter externo. A identificação do bordo anal pode ser difícil, particularmente nos homens em que o períneo pode "afunilar" para cima no canal anal inferior; no entanto, o enrugamento caraterístico do epitélio externo causado pelas fibras penetrantes da camada longitudinal conjunta constitui um ponto de referência útil. O canal anal funcional é representado por uma zona de alta pressão que equivale aproximadamente ao canal anatómico. O canal anal é constituído por um revestimento epitelial interno, um subepitélio vascular, os esfíncteres anais interno e externo e tecido fibromuscular de suporte, bem como densas redes neuronais de origem autonómica e somática. O seu comprimento varia entre 2,5 e 5 cm nos adultos, embora a parede anterior seja ligeiramente mais curta do que a posterior. É geralmente mais curto nas mulheres. Em repouso, forma uma fenda oval no plano ânteroposterior em vez de um canal circular: a disposição do esfíncter anal externo e as suas ligações ao corpo perineal e ao cóccix criam locais de pressão máxima no interior do canal anal nas linhas médias anterior e posterior. Anteriormente, o terço médio do canal anal está ligado por tecido conjuntivo denso ao corpo perineal; lateralmente e posteriormente, o canal anal está rodeado por tecido adiposo frouxo nas fossas ísquio-anais; posteriormente, o canal anal está ligado ao cóccix pelo ligamento anococcígeo.

MÚSCULOS DO CANAL ANAL

O canal anal é circundado pelos esfíncteres anais interno e externo, separados pela camada longitudinal, e tem conexões superiores com o puborretal e o períneo transverso.

Esfíncter anal interno

O esfíncter anal interno é um anel bem definido de fibras musculares lisas orientadas obliquamente que é contínuo com o músculo circular do reto e que termina na junção dos componentes superficiais e subcutâneos do esfíncter externo. A sua espessura varia entre 1,5 e 3,5 mm, dependendo da altura dentro do canal anal e se o canal está distendido. É normalmente mais fino nas mulheres e torna-se mais espesso com a idade. Também pode estar espessado em processos patológicos como o prolapso rectal e a obstipação crónica. A parte inferior do esfíncter é atravessada por fibras do revestimento longitudinal conjunto que passa para a submucosa do canal inferior.

Esfíncter anal externo

O esfíncter anal externo é um complexo oval em forma de tubo de músculo estriado, composto principalmente por fibras musculares esqueléticas do tipo 1 (contração lenta), que são bem adaptadas a uma contração prolongada. Foi descrito como sendo constituído por partes profundas, superficiais e subcutâneas, mas o esfíncter anal externo deve ser considerado como uma única entidade funcional e anatómica, embora os terços superior, médio e inferior apresentem caraterísticas e ligações diferentes. A ecografia endoanal e a ressonância magnética revelam que as fibras superiores se misturam com as fibras inferiores do puborrectal. No terço superior, algumas destas fibras superiores fazem uma decussação anterior nos músculos perineais transversos superficiais e, posteriormente, algumas fibras estão ligadas à rafe anococcígea. A maioria das fibras do terço médio do esfíncter anal externo envolve a parte inferior do esfíncter interno. O terço médio está ligado anteriormente ao corpo perineal e posteriormente ao cóccix através do ligamento anococcígeo: algumas fibras de cada lado do esfíncter decussam nestas áreas para formar uma comissura na linha média anterior e posterior. As fibras do terço inferior situam-se abaixo do nível do esfíncter anal interno e estão separadas do epitélio anal inferior pela submucosa.

O comprimento e a espessura do esfíncter anal externo variam entre os sexos. Nas mulheres, a porção anterior tende a ser mais curta, a parede pode ser ligeiramente mais fina e o tubo pode ter a forma de um cone assimétrico (Rociu et al 2000) e o períneo transverso e o bulbospongio se fundem com o esfíncter externo na parte inferior do períneo. Nos homens, o esfíncter externo é mais anular e está separado do ponto central do períneo no qual se fundem o períneo transverso e o bulbospongio, de modo que existe um plano cirúrgico de clivagem entre o esfíncter externo e o períneo.

Suprimento arterial do canal anal

O suprimento arterial para o canal anal é derivado de ramos terminais da artéria rectal superior, do ramo rectal inferior da artéria pudenda e de ramos da artéria sacral mediana. O suprimento para o revestimento do canal anal não é distribuído uniformemente. O suprimento arterial do epitélio anterior e, mais particularmente, do epitélio posterior da linha média é menos bom do que aquele que reveste as porções laterais do canal (Klosterhalfen et al 1989), o que é relevante para a perpetuação de fissuras anais crónicas.

Drenagem venosa do canal anal

A drenagem venosa da mucosa do canal anal superior, do esfíncter anal interno e do revestimento longitudinal conjunto passa através dos ramos terminais das veias rectais superiores para a veia mesentérica inferior. O canal anal inferior e o esfíncter externo drenam através do ramo rectal inferior da veia pudenda para a veia ilíaca interna.

Suprimento vascular e inervação do esfíncter anal interno

O esfíncter anal interno é irrigado pelos ramos terminais dos vasos rectais superiores e pelos ramos dos vasos rectais inferiores. O esfíncter anal interno é irrigado pelos sistemas simpático e parassimpático através de fibras que se estendem para baixo a partir do reto inferior. As fibras simpáticas têm origem nos dois segmentos lombares inferiores da coluna vertebral, são distribuídas através do plexo hipogástrico inferior e causam a contração do esfíncter. As fibras parassimpáticas têm origem no segundo a quarto segmentos espinais sacrais, são distribuídas através do plexo hipogástrico inferior e provocam o relaxamento do esfíncter.

Suprimento vascular e inervação do esfíncter anal externo

O esfíncter anal externo é fornecido pelos ramos terminais dos vasos rectais inferiores com uma pequena contribuição da artéria sacral mediana. O esfíncter anal externo é inervado principalmente pelo ramo rectal inferior do nervo pudendo (divisões anteriores do segundo, terceiro e quarto nervos espinais sacrais). Também pode receber algum fornecimento direto através de fibras que saem dos ramos ventrais destes nervos à medida que saem dos forames sacrais e correm por baixo da fáscia sobre o elevador do ânus para alcançar a junção anorrectal.

FISIOLOGIA GASTROINTESTINAL

O trato alimentar fornece ao corpo um abastecimento contínuo de água, electrólitos e nutrientes. Para tal, é necessário (1) o movimento dos alimentos através do tubo digestivo; (2) a secreção de sucos digestivos e a digestão dos alimentos; (3) a absorção de água, de vários electrólitos e de produtos digestivos; (4) a circulação do sangue através dos órgãos gastrointestinais para transportar as substâncias absorvidas; e (5) o controlo de todas estas funções pelos sistemas local, nervoso e hormonal.

Uma secção transversal típica da parede intestinal, incluindo as seguintes camadas, da superfície exterior para o interior:

(1) A serosa

(2)   Camada muscular longitudinal

(3)   Camada muscular circular

(4)   A submucosa

(5)A mucosa

O comprimento de uma única fibra muscular lisa no TGI é de 200 a 500 micrómetros e de 2 a 10 micrómetros de diâmetro, e estão dispostas em feixes de até 1000 fibras paralelas. Na camada muscular longitudinal, os feixes estendem-se longitudinalmente ao longo do trato intestinal; na camada muscular circular, estendem-se à volta do intestino. Dentro de cada feixe, as fibras musculares estão ligadas eletricamente umas às outras através de um grande número de junções de hiato que permitem o movimento de baixa resistência dos iões de uma célula muscular para a seguinte. Por conseguinte, os sinais eléctricos que iniciam as contracções musculares podem viajar facilmente de uma fibra para a seguinte dentro de cada feixe, mas mais rapidamente ao longo do comprimento do feixe do que lateralmente. Cada feixe de fibras musculares lisas está parcialmente separado do seguinte por tecido conjuntivo frouxo, mas os feixes musculares fundem-se uns com os outros em muitos pontos, de modo que, na realidade, cada camada muscular representa uma rede ramificada de feixes de músculo liso. Por conseguinte, cada camada muscular funciona como um sincício, ou seja, quando um potencial de ação é desencadeado em qualquer ponto da massa muscular, este viaja geralmente em todas as direcções do músculo. Além disso, existem algumas conexões entre as camadas musculares longitudinal e circular, de modo que a excitação de uma dessas camadas frequentemente excita a outra também.

Atividade eléctrica do músculo liso gastrointestinal

O músculo liso do trato gastrointestinal é excitado por uma atividade eléctrica intrínseca lenta e quase contínua ao longo das membranas das fibras musculares. Esta atividade tem dois tipos básicos de ondas eléctricas

(1)   Ondas lentas

(2)   Espigões

Ondas lentas

A maioria das contracções gastrointestinais ocorre de forma rítmica e este ritmo é determinado principalmente pela frequência das chamadas "ondas lentas" do potencial da membrana do músculo liso. A sua intensidade varia normalmente entre 5 e 15 mv, e a sua frequência varia, em diferentes partes do trato gastrointestinal humano, entre 3 e 12 por minuto. As ondas lentas são produzidas por uma interação complexa entre as células musculares lisas e as células especializadas denominadas células intersticiais de Cajal, que se acredita actuarem como estimuladores eléctricos das células musculares lisas.

Potenciais de pico

Os potenciais de pico são verdadeiros potenciais de ação. Ocorrem automaticamente quando o potencial de membrana em repouso do músculo liso gastrointestinal se torna mais positivo do que cerca de -40 mv.

Controlo Neural da Função Gastrointestinal - Sistema Nervoso Entérico

O trato gastrointestinal tem um sistema nervoso próprio chamado sistema nervoso entérico. Este sistema encontra-se inteiramente na parede do intestino, começando no esófago e estendendo-se até ao ânus. O número de neurónios deste sistema entérico é de cerca de 100 milhões, quase exatamente igual ao número de neurónios de toda a medula espinal. Este sistema nervoso entérico altamente desenvolvido é especialmente importante no controlo dos movimentos e secreções gastrointestinais. O sistema nervoso entérico é composto principalmente por dois plexos.

1. Plexo mioentérico ou plexo de Auerbach - Plexo externo situado entre as camadas musculares longitudinal e circular.

2. Plexo submucoso ou plexo de Meissner - Um plexo interno, que se encontra na submucosa.

O plexo mioentérico controla principalmente os movimentos gastrointestinais, e o plexo submucoso controla principalmente a secreção gastrointestinal e o fluxo sanguíneo local. As fibras extrínsecas simpáticas e parassimpáticas ligam-se aos plexos mioentérico e submucoso. Embora o sistema nervoso entérico possa funcionar, os sistemas parassimpático e simpático podem aumentar ou inibir grandemente as funções gastrointestinais. As terminações nervosas sensoriais têm origem no epitélio gastrointestinal ou na parede intestinal e enviam fibras aferentes para ambos os plexos do sistema entérico, bem como (1) para os gânglios pré-vertebrais do sistema nervoso simpático, (2) para a medula espinal e (3) para os nervos vagos até ao tronco cerebral. Estes nervos sensoriais podem provocar reflexos locais na própria parede intestinal e ainda outros reflexos que são transmitidos para o intestino a partir dos gânglios pré-vertebrais ou das regiões basais do cérebro.

Tipos de neurotransmissores secretados pelos neurónios entéricos

Na tentativa de compreender melhor as múltiplas funções do sistema nervoso entérico gastrointestinal, os investigadores identificaram várias substâncias neurotransmissoras diferentes que são libertadas pelas terminações nervosas de diferentes tipos de neurónios entéricos. São elas a acetilcolina, a norepinefrina, a serotonina, a dopamina, a colecistoquinina, a substância P, o polipeptídeo intestinal vasoativo, a somatostatina, a leu-encefalina, a metencefalina, a bombesina, etc. As funções específicas de muitas destas substâncias não são suficientemente conhecidas para justificar a sua discussão no presente documento, com exceção dos seguintes aspectos. A acetilcolina excita mais frequentemente a atividade gastrointestinal. A norepinefrina inibe quase sempre a atividade gastrointestinal. O mesmo acontece com a epinefrina, que chega ao trato gastrointestinal principalmente através do sangue, depois de ser segregada pela medula suprarrenal para a circulação. As outras substâncias transmissoras acima mencionadas são uma mistura de agentes excitatórios e inibitórios.

Cognição das perturbações neurológicas com o G.I.T. inferior

Para que a digestão e a absorção sejam bem sucedidas, é necessária uma série de acontecimentos complexos. Estes são a secreção, a motilidade, a manutenção da mucosa e a defesa imunológica. Estas funções requerem um grau requintado de regulação, que é assegurado pela coordenação composta do sistema nervoso central (SNC), do sistema nervoso entérico (SNE) e do sistema nervoso periférico.

Segundo o fisiologista britânico John Newport Langley, o ENS é um componente do sistema nervoso autónomo (SNA). O SNE é capaz de realizar acções neuronais integradoras (ou seja, unir entradas complexas numa saída comportamental coerente e intencional). Este facto confere ao SNE a capacidade de controlar o comportamento gastrointestinal de forma independente, sem receber informação do cérebro ou da espinal medula. O ENS tem mais neurónios do que o agregado de todos os outros gânglios periféricos, contendo pelo menos tantos como a medula espinal, e também tem quase todas as classes de neurotransmissores que foram detectadas no SNC. Embora o sistema nervoso central possa funcionar sem o input do SNC, normalmente não o faz, o SNC influencia o comportamento entérico e o intestino também envia informações para o cérebro. De facto, 90% das fibras vagais entre o intestino e o cérebro são aferentes, o que sugere que o cérebro é mais um recetor do que um transmissor no que diz respeito à comunicação cérebro-intestino. Alguns dos sinais que o cérebro recebe iniciam os reflexos vagovagais, nos quais os neurónios do SNC respondem a estímulos entéricos para regular os padrões de motilidade do esófago ou do estômago. Os movimentos dos intestinos delgado e grosso são controlados e salvaguardados pelo ENS e, de facto, se todas as ligações ao SNC forem cortadas, a motilidade essencial nestas regiões do intestino não é afetada. Não é surpreendente que o ENS possa contribuir para a fisiopatologia das perturbações gastrointestinais. Porque o padrão semelhante de desenvolvimento de ambos os sistemas e a veracidade dos neurotransmissores são os mesmos em ambos os sistemas. Por conseguinte, a patologia do SNC pode estar envolvida no SNE. Atualmente, são comunicadas algumas doenças que mostram a inter-relação entre as perturbações do SNC e do SNE.

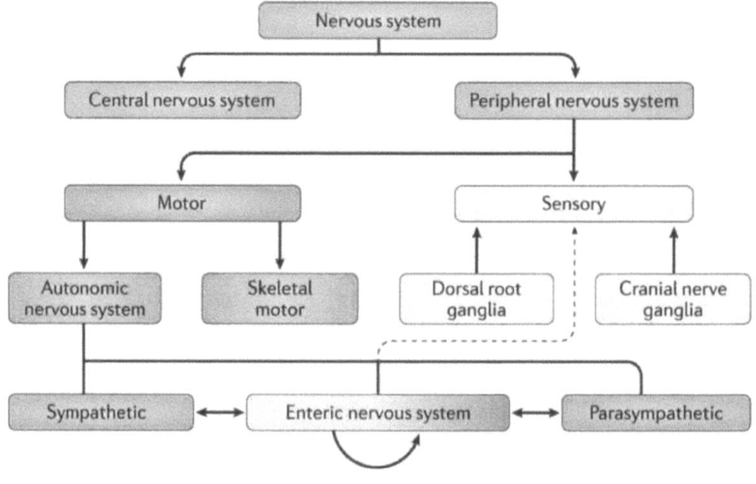

A Fig. nº 2 mostra a relação do ENS com o CNS e o ANS

Reflexos gastrointestinais

A disposição anatómica do sistema nervoso entérico e as suas conexões com os sistemas simpático e parassimpático suportam três tipos de reflexos gastrointestinais que são essenciais para o controlo gastrointestinal. São os seguintes:

1. Reflexos que são integrados inteiramente no sistema nervoso entérico da parede do intestino. Estes incluem reflexos que controlam grande parte da secreção gastrointestinal,

peristaltismo, contracções mistas, efeitos inibitórios locais, etc.

2. Reflexos do intestino para os gânglios simpáticos pré-vertebrais e depois de volta para o trato gastrointestinal. Estes reflexos transmitem sinais a longas distâncias para outras áreas do trato gastrointestinal, tais como sinais do estômago para provocar a evacuação do cólon (o reflexo gastrocólico), sinais do cólon e do intestino delgado para inibir a motilidade e a secreção gástricas (os reflexos enterogástricos) e reflexos do cólon para inibir o esvaziamento do conteúdo ileal para o cólon (o reflexo colonoileal).

3. Reflexos do intestino para a medula espinal ou tronco cerebral e depois de volta para o trato gastrointestinal. Estes incluem especialmente (1) reflexos do estômago e do duodeno para o tronco cerebral e de volta para o estômago - através dos nervos vagos - para controlar a atividade motora e secretora gástrica; (2) reflexos de dor que causam a inibição geral de todo o trato gastrointestinal; e (3) reflexos de defecação que viajam do cólon e do reto para a medula espinal e de novo para produzir as poderosas contracções cólicas, rectais e abdominais necessárias para a defecação (os reflexos de defecação).

Movimentos do cólon

As principais funções do cólon são a absorção de água e electrólitos do quimo para formar fezes sólidas e o armazenamento da matéria fecal até que esta possa ser expelida. A metade proximal do cólon ocupa-se principalmente da absorção e a metade distal do armazenamento. Uma vez que não são necessários movimentos intensos da parede do cólon para estas funções, os movimentos do cólon são normalmente muito lentos. Ainda que lentos, os movimentos continuam a ter caraterísticas semelhantes às do intestino delgado e podem ser novamente divididos em movimentos de mistura e movimentos propulsivos.

Movimentos de mistura (Haustrações) - Da mesma forma que os movimentos de segmentação ocorrem no intestino delgado, grandes constrições circulares ocorrem no intestino grosso. Em cada uma destas constrições, cerca de 2,5 cm. do músculo circular contrai-se, por vezes constringindo o lúmen do cólon quase até à oclusão. Simultaneamente, o músculo longitudinal do cólon, que se encontra agregado em três faixas longitudinais denominadas teniae coli, contrai-se. Estas contracções combinadas das tiras musculares circulares e longitudinais fazem com que a porção não estimulada do intestino grosso se projecte para fora, formando sacos chamados haustrações. Cada haustração atinge normalmente o pico de intensidade em cerca de 30 segundos e depois desaparece durante os 60 segundos seguintes. Por vezes, também se deslocam lentamente em direção ao ânus durante a contração, especialmente no ceco e no cólon ascendente, proporcionando assim uma pequena propulsão do conteúdo do cólon para a frente.

Movimentos propulsivos (movimentos de massa) - Grande parte da propulsão no ceco e no cólon ascendente resulta das lentas mas persistentes contracções haustral, que requerem até 8-15 horas para mover o quimo da válvula ileocecal através do cólon, enquanto o próprio quimo se torna fecal em qualidade. Desde o ceco até ao sigmoide, os movimentos de massa podem, durante muitos minutos de cada vez, assumir o papel de propulsão. Estes movimentos ocorrem normalmente apenas uma a três vezes por dia, em muitas pessoas especialmente durante cerca de 15 minutos durante a primeira hora após o pequeno-almoço. Um movimento de massa é um tipo modificado de peristaltismo caracterizado pela seguinte sequência de eventos: Primeiro, ocorre um anel constritivo em resposta a um ponto distendido ou irritado no cólon, normalmente no cólon transverso. Depois, rapidamente, os 20 ou mais centímetros de cólon distal ao anel constritivo perdem as suas haustrações e, em vez disso, contraem-se como uma unidade, impulsionando o material fecal neste segmento em massa para baixo do cólon. A contração desenvolve progressivamente mais força durante cerca de 30 segundos, e o relaxamento ocorre durante os 2 a 3 minutos seguintes. De seguida, ocorre outro movimento em massa, desta vez talvez mais longe ao longo do cólon. Uma série de movimentos de massa persiste normalmente durante 10 a 30 minutos. Depois cessam, mas regressam talvez meio dia mais tarde. Depois de terem forçado a entrada de uma massa de fezes no reto, sente-se o desejo de defecar.

Defecação

Na maior parte das vezes, o reto está vazio. Isto resulta, em parte, do facto de existir um esfíncter funcional fraco na junção entre o cólon sigmoide e o reto. Existe também aqui uma angulação acentuada que contribui para uma resistência adicional ao enchimento do reto. Quando um movimento de massa força as fezes para o reto, o desejo de defecar ocorre imediatamente, incluindo a contração reflexa do reto e o relaxamento dos esfíncteres anais. A saída contínua de matéria fecal através do ânus é impedida pela constrição tónica do esfíncter anal interno e do esfíncter anal externo. O esfíncter externo é controlado por fibras nervosas do nervo pudendo, que faz parte do sistema nervoso somático e, por isso, está sob controlo voluntário, consciente ou, pelo menos, subconsciente; subconscientemente, o esfíncter externo é normalmente mantido continuamente contraído, a menos que sinais conscientes inibam a constrição.

Reflexos de defecação-

Normalmente, a defecação é iniciada por reflexos de defecação. Isto pode ser descrito da seguinte forma: Quando as fezes entram no reto, a distensão da parede rectal inicia sinais aferentes que se propagam através do plexo mioentérico para iniciar ondas peristálticas no cólon descendente, sigmoide e reto, forçando as fezes em direção ao ânus. À medida que a onda peristáltica se aproxima do ânus, o esfíncter anal interno é relaxado por sinais inibitórios do plexo mioentérico; se o esfíncter anal externo também for relaxado de forma consciente e voluntária ao mesmo tempo, ocorre a defecação. O reflexo de defecação mioentérico intrínseco, que funciona por si só, é relativamente fraco. Para ser eficaz em provocar a defecação, normalmente tem de ser reforçado por outro tipo de reflexo de defecação, um reflexo de defecação parassimpático que envolve os segmentos sacrais da medula espinal. Quando as terminações nervosas no reto são estimuladas, os sinais são transmitidos primeiro para a medula espinal e depois, de forma reflexa, para o cólon descendente, sigmoide, reto e ânus, através de fibras nervosas parassimpáticas nos nervos pélvicos. Estes sinais parassimpáticos intensificam muito as ondas peristálticas e relaxam o esfíncter anal interno, convertendo assim o reflexo mioentérico intrínseco de defecação de um esforço fraco num poderoso processo de defecação que, por vezes, é eficaz no esvaziamento do intestino grosso desde a flexura esplénica do cólon até ao ânus.

Composição da microflora intestinal normal

A relação entre o microbiota intestinal e a saúde humana está a ser cada vez mais reconhecida. Está atualmente bem estabelecido que uma flora intestinal saudável é largamente responsável pela saúde geral do hospedeiro. O microbiota intestinal humano normal é composto por dois filos principais, nomeadamente Bacteroidetes e Firmicutes. O intestino grosso constitui mais de 70% de todos os micróbios encontrados no corpo. O microbiota intestinal normal desempenha funções específicas no metabolismo dos nutrientes do hospedeiro, no metabolismo dos xenobióticos e das drogas, na manutenção da integridade estrutural da barreira mucosa intestinal, na imunomodulação e na proteção contra agentes patogénicos.

O microbiota intestinal mantém uma relação simbiótica com a mucosa intestinal e confere funções metabólicas, imunológicas e protectoras intestinais substanciais no indivíduo saudável. O microbiota intestinal, que obtém os seus nutrientes a partir de componentes da dieta do hospedeiro e de células epiteliais, é um órgão por si só com uma capacidade metabólica extensa e uma plasticidade funcional substancial. Esta secção apresenta uma breve panorâmica das principais funções do microbiota intestinal normal.

Metabolismo dos nutrientes-

O microbiota intestinal obtém os seus nutrientes em grande parte dos hidratos de carbono da dieta. Os organismos do cólon contribuem para a fermentação dos hidratos de carbono que escapam à digestão proximal e dos oligossacáridos indigestos e sintetizam os ácidos gordos de cadeia curta (AGCC), como o butirato, o propionato e o acetato, que são fontes ricas de energia para o hospedeiro.

A síntese de vitamina K e de vários componentes da vitamina B é outra função metabólica importante do microbiota intestinal. Foi demonstrado que os membros do género *Bacteroides* sintetizam ácido linoleico conjugado (CLA) que é conhecido por ser antidiabético, antiaterogénico, antiobesogénico, hipolipidémico e ter propriedades imunomoduladoras.

Metabolismo dos xenobióticos e dos medicamentos-

A capacidade do microbioma intestinal para metabolizar xenobióticos e fármacos foi reconhecida pela primeira vez há mais de 40 anos. Atualmente, um conjunto crescente de provas tem fornecido informações suficientes sobre o papel do microbiota intestinal no metabolismo dos xenobióticos. Por exemplo, foi recentemente demonstrado que os glicosídeos cardíacos, como a digoxina, regulam positivamente um operão contendo citocromo no organismo comum *Eggerthella lenta* do filo Actinobacteria, o que resulta na inativação da digoxina. Outro exemplo interessante de metabolismo de fármacos induzido pela microflora é a desconjugação induzida pela в-glucoronidase microbiana do fármaco anticancerígeno irinotecano, que pode contribuir para os seus efeitos tóxicos, como a diarreia, a inflamação e a anorexia

Atividade protetora da flora intestinal

A estabilidade da flora normal desencoraja a infeção por agentes patogénicos exógenos e impede o crescimento excessivo de membros potencialmente patogénicos. Os novos organismos que entram no sistema através de alimentos ou água contaminados são geralmente suprimidos pela flora estabelecida. Esta supressão está relacionada com a produção, pelos membros da flora residente, de substâncias antimicrobianas, tais como bacteriocinas ou ácidos gordos de cadeia curta, que inibem o crescimento de microrganismos estranhos.

Digestão e absorção no intestino grosso

A fase final da digestão ocorre no cólon através da atividade de bactérias que inibem o lúmen. O muco é segregado pela glândula do intestino grosso, mas não são segregadas enzimas. Quando o quimo permanece no intestino grosso entre 3 a 10 horas, torna-se sólido ou semi-sólido devido à absorção de água e passa a chamar-se fezes

Conceito de TGI superior e inferior

O trato gastrointestinal ou digestivo estende-se da boca ao ânus. Mas este trato ou tubo não é semelhante da boca ao ânus. Porque estas diferentes partes têm a sua própria função especializada, são diferentes entre si do ponto de vista funcional e morfológico. No entanto, podemos dividir todo o TGI em determinadas partes.

Base embriológica

Após a dobragem do disco embrionário e o estabelecimento da cabeça e da cauda, parte da cavidade do saco vitelino é encerrada no embrião para formar o intestino primitivo. O intestino primitivo está em comunicação livre com o resto do saco vitelino. A parte do intestino cranial a esta comunicação é o **intestino anterior**, a parte caudal a esta comunicação é o **intestino posterior**, enquanto a parte intermédia é o **intestino médio**. A ampla comunicação entre o saco vitelino e o intestino médio vai-se estreitando gradualmente, o que faz com que o intestino médio se torne tubular. A partir daí, o intestino médio assume a forma de uma ansa. A artéria mesentérica superior corre agora no mesentério desta ansa até ao seu ápice. Assim, esta ansa pode ser dividida em duas partes; a proximal desta artéria é o segmento pré-arterial e a distal é o segmento pós-arterial. Um broto (broto cecal) logo surge do segmento pós-arterial muito próximo ao ápice da alça.

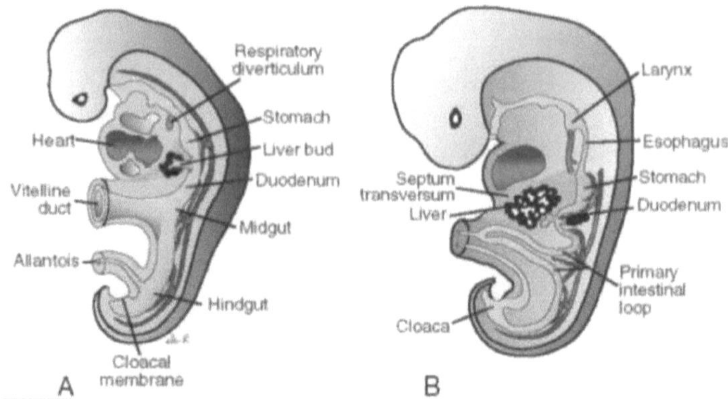

Fig. no. 3- Intestino anterior, intestino médio e intestino posterior

A alça do intestino médio encontra-se fora da cavidade abdominal do embrião, numa parte do celoma extra-embrionário que persiste perto do umbigo. Inicialmente, a alça encontra-se no plano sagital, sendo o seu segmento proximal cranial e ventral ao segmento distal. A alça do intestino médio sofre agora uma rotação.

> A ansa sofre uma rotação de 90 graus no sentido contrário ao dos ponteiros do relógio, o que faz com que se situe agora no plano horizontal. O segmento pré-arterial passa a situar-se no lado direito e o segmento pós-arterial no lado esquerdo.

> O segmento pré-arterial sofre agora um grande aumento de comprimento para formar as espirais do jejuno e do íleo.

> As espirais do segmento pré arterial regressam agora à cavidade abdominal. Ao fazê-lo, a alça do intestino médio sofre uma nova rotação no sentido anti-horário. Como resultado, as espirais do jejuno e do íleo passam por trás da artéria do mesentério superior para a metade esquerda da cavidade abdominal. Assim, o duodeno passa a situar-se atrás da artéria e das espirais do jejuno e do íleo.

> Finalmente, o segmento pós-arterial da alça do intestino médio retorna para a cavidade abdominal. Ao fazê-lo, roda também no sentido contrário ao dos ponteiros do relógio, o que faz com que o cólon transverso fique anterior à artéria mesentérica superior e o ceco passe a ficar do lado direito.

> Nesta fase, o ceco encontra-se logo abaixo do fígado, e não é possível demarcar

um cólon ascendente. Gradualmente, o ceco desce até à fossa ileal direita e os cólons ascendente, transverso e descendente tornam-se distintos.

Ao considerar a formação do divertículo alantóico, verificou-se que o divertículo se abre na parte ventral do intestino grosso. A parte do intestino grosso caudal à fixação do divertículo alantóico é denominada cloaca.

A cloaca apresenta logo uma subdivisão numa parte ventral larga e numa parte dorsal estreita. Estas duas partes são separadas uma da outra pela formação do septo urectal, que se forma primeiro no ângulo entre o alantoide e a cloaca. A subdivisão ventral da cloaca é atualmente denominada seio urogenital primitivo e dá origem a algumas partes do sistema urogenital. A parte dorsal é chamada de reto primitivo. Forma o reto e parte do canal anal. O septo urectal cresce em direção à membrana cloacal e acaba por se fundir com ela.

A membrana cloacal está agora dividida numa membrana urogenital ventral, relacionada com o seio urogenital, e numa membrana anal dorsal, relacionada com o reto. A mesoderme em torno da membrana anal fica amontoada, o que faz com que a membrana anal fique no fundo de uma fossa chamada fossa anal, ou proctodário. A fossa anal contribui para a formação do canal anal.

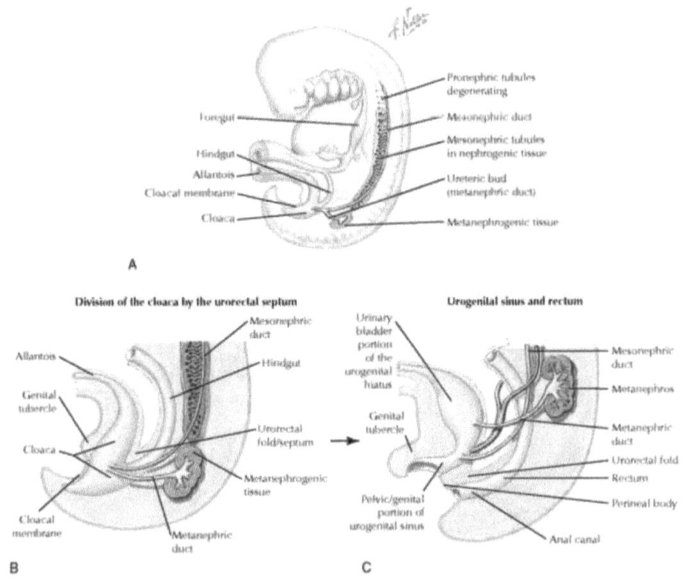

A Fig. no. 4 mostra o desenvolvimento da cloaca
Derivado de foregut-

- Parte do assoalho da boca, incluindo a língua .
- Faringe
- Vários derivados das   bolsas faríngeas   e da tiroide.
- Esófago
- Estômago
- Duodeno - toda a primeira parte, a segunda parte (até à papila duodenal maior).
- Fígado e sistema biliar extra-hepático.
- Sistema respiratório

Derivado de midgut-

- Duodeno - restante segunda parte, terceira parte e quarta parte.
- Jejuno.
- Íleo.
- Ceco e apêndice.
- Cólon ascendente.
- Dois terços direitos do cólon transverso.

Derivado de hindgut-

- Um terço esquerdo do cólon transverso.
- Cólon descendente e pélvico.
- Rectum.
- Parte superior do canal anal.
- Partes do sistema urogenital derivadas do seio urogenital.

TGI superior e inferior: com base na hemorragia gastrointestinal

A hemorragia gastrointestinal (GI) é um problema comum com que os médicos se deparam nos serviços de urgência e nos cuidados primários. Embora a hemorragia gastrointestinal possa resultar de uma patologia benigna, a hemorragia com risco de vida, as varizes, a ulceração e as neoplasias malignas devem ser consideradas e cuidadosamente excluídas. Dada a vasta gama de patologias subjacentes e as diferenças na abordagem diagnóstica adequada, é fundamental que os médicos definam o tipo de hemorragia gastrointestinal com base na apresentação clínica. A hemorragia gastrointestinal é frequentemente definida como hemorragia gastrointestinal superior e inferior. A hemorragia GI superior inclui a hemorragia com origem no esófago até ao ligamento de Trietz na flexura deuodo-jejunal. A hemorragia gastrointestinal inferior é definida como a hemorragia que tem origem num local distal ao ligamento de Trietz. Nos últimos anos, a hemorragia gastrointestinal superior foi redefinida como hemorragia acima da ampola de Vater, ao alcance de uma endoscopia superior. Hemorragia GI inferior

A hemorragia foi ainda subdividida em hemorragia gastrointestinal média proveniente do intestino delgado entre a ampola de Vater e o íleo terminal e hemorragia gastrointestinal baixa proveniente do cólon.

Ligamento de Treitz

É uma banda de músculo liso que se estende da junção do duodeno e do jejuno até à crista esquerda do diafragma e que funciona como ligamento suspensor. Treitz Wenzel, um médico australiano. Treitz foi professor de Anatomia e Patologia em Cracóvia e, mais tarde, em Praga. Em 1957, fez uma descrição clássica do ligamento suspensor do duodeno. Este é atualmente conhecido como o ligamento suspensor de Treitz.

O ligamento de Treitz é formado por uma prega de peritoneu sobre o músculo suspensor do duodeno. Este músculo é também conhecido como músculo de Treitz ou "Musculus suspensorius duodeni". O músculo tem uma estrutura invulgar, uma vez que é formado por um tendão com duas extremidades musculares de origem embriológica e função diferentes. O componente muscular superior é músculo esquelético e surge como um deslizamento de músculo da crus esofágica direita do diafragma respiratório. A porção inferior do músculo é músculo liso e foi descrita como contínua com a camada muscular longitudinal e circular do intestino na junção duodenojejunal.

Apresentação clínica

A hemorragia gastrointestinal superior apresenta-se normalmente com hematémese, "emese em pó de café" e melena. A hemorragia gastrointestinal inferior apresenta-se classicamente com hemetochezia. No entanto, a hemorragia do lado esquerdo do cólon tende a apresentar-se com uma cor vermelha viva, enquanto a hemorragia do lado direito do cólon aparece frequentemente com uma cor escura ou castanha e pode estar misturada com as fezes.

GIT superior e inferior como *Annavaha* Srotas e *Purishvaha Srotas*

Ao descrever os *Srotas, os Acharyas* mencionaram *Annavaha Srotas* e *Purishvaha Srotas*. Esta descrição indica que a parte em que se efectua a digestão, a absorção e a assimilação dos alimentos se chama *Annavaha Srotas*. Após este processo, o resíduo é conhecido como fezes e é contado e transportado pelos *Purishvaha* Srotas.

Aahar e *Agni* têm uma importância primordial para a manutenção de uma vida saudável. A tez, a clareza de espírito, a boa voz, a longevidade, a compreensão, a facilidade e o prazer, a satisfação (contentamento), o crescimento, a força e a inteligência dependem da alimentação. O corpo é o resultado da alimentação,

as doenças também são o resultado da alimentação. A distinção entre bem-estar e doenças surge devido a uma nutrição saudável ou à falta dela, respetivamente. A alimentação é o fator que sustenta e apoia os *Dehadhatus*, *Ojas*, *Bala* e a tez, entre outros. Este alimento depende de *Agni* para contribuir para a nutrição do corpo. É óbvio que os elementos do corpo ou *Sharir Dhatus* não podem ser nutridos e desenvolvidos quando os alimentos não são corretamente digeridos por *Agni*.

a.) *Annavaha Srotas* -

O termo *Annavaha Srotas* indica um trato que é suposto transportar a *Anna* (ingrediente alimentar) da boca em diante, até ser completamente digerida. O ato de transporte consiste em duas partes.

> Transporte do alimento propriamente dito, desde a cavidade bucal até ao estômago

e ao intestino.

> Transporte para cada uma das células pelo Rasa circulante.

Portanto, são três as funções desempenhadas por este *Srotas* ou canal.

1. Ingestão

A ingestão é o consumo de alimentos, normalmente efectuado através da passagem da boca para o trato gastrointestinal, por exemplo, comendo ou bebendo.

Acharya mencionou a digestão gastrointestinal dos alimentos em pormenor como *Avasthapaak* ou alteração do estado ou da forma das substâncias alimentares em Amashaya e Pakvashaya, no decurso do processo digestivo. Durante todo o processo de digestão, o *Aahar* é submetido a três etapas que são chamadas *Awasthapaak*. Isto foi descrito como mudanças no estado ou na forma da substância alimentar no TGI. *Madhur*, *Avastapak* e *Amla Avasthapak* ocorrem na parte superior do TGI (Annavaha Srotas).

Madhur Awasthapaak-

Assim que o alimento que consiste em seis *Rasas* é ingerido. A doçura manifesta-se durante a primeira fase da digestão, resultando na estimulação de *Kapha*, que é fino e espumoso por natureza. O primeiro momento de introdução do alimento na boca é seguido pela perceção do seu *Rasa* ou sabor, que é possibilitado por *Bodhak Kapha*. *Bodhak Kapha* e *Lala* são idênticos e referem-se à saliva segregada na boca pelos três grupos de glândulas salivares (a parótida, a sublingual e a submaxilar). As funções mais importantes desempenhadas pela saliva são

- Humidade e lubrificação da massa alimentar e facilitação da deglutinação.
- Ptylin ajuda a decomposição dos oligossacáridos insolúveis em oligossacáridos solúveis.
- Digestão preparatória do componente madhur dos alimentos na cavidade bucal da seguinte forma

Amido -▶ Eritrodextrina ▶ ----------- Daxtrina estável

O processo de digestão que começa na boca, sob a influência de *Bodhak Kapha*, continua e completa-se no *Urdhva Amashaya*, conhecido como o fundo do estômago. Os amidos insolúveis tornam-se agora completamente solúveis e o sabor dos produtos finais desta reação é doce ou *Madhur*, razão pela qual este aspeto do *Awasthapaka* é descrito como o *Madhur Awasthpak*.

2. Digestão-

Quando *Vidagdha* (não digerido) *Aahar* passa para baixo, a partir do estômago (*urdhva Amashaya*) e entra em contacto com o *Pitta* sthan, então *Achcha Pitta* é produzido. Tanto *Acharya Charak* como *Susruta* mencionaram que *Agni sthan* está situado entre *Amashaya* e *Pakvashaya*, ou seja, "*Pakvamashaya Madhya*". O *Pittadhara kala* reveste toda esta região, e separa o *Dosha*, *Rasa*, *Mutra*, *Purish* após a ação de *Agni*, a seguinte descrição de *Pachak Pitta* e *Pittadhara Kala,* fornecida por *Sushruta* e *Vagbhatta*, é importante e significativa. Por uma disposição que é invisível (uma causa que não pode ser percebida ou explicada em termos de factos conhecidos), o *Pitta* que está localizado na área entre o *Amashaya* e o *Pakvashaya* é responsável pela digestão de quatro tipos de alimentos e bebidas ingeridos pelos seres vivos e pela eliminação dos resíduos, sob a forma de urina e fezes, após a conclusão do processo. *Acharya Vagbhatta* observou o mesmo que *Pitta* está situado entre o *Amashaya* e o Pakvashaya, que é *Panchbhautic* e *Drava*, apesar de realizar acções semelhantes a Anal devido à adesão da componente *tejas*. Este facto é deduzido da forma como executa *Pakadikarmas*, tais como a digestão dos alimentos e a separação do *sara* do *Kitta*. Além disso, embora esteja localizado no seu próprio lugar, contribui e aumenta as funções de outros *Pittas*, presentes noutras partes do corpo.

Durante a digestão das substâncias alimentares em *Pachyamaanashya*, dá-se aqui a terceira mudança de estado ou de forma dos alimentos.

Amala Awasthapaak-

Durante este processo de digestão, os alimentos permanecem na forma semidigerida (*Vidhagdha*), o que resulta em azedume. Ao mover-se para baixo a partir do *Aamashaya*, este (alimento semidigerido) estimula a produção de um líquido transparente chamado *Pitta*. *Uma* vez que *Pitta* tem um sabor azedo, é estimulado de forma apropriada pelos alimentos azedos. *O Madhur Awasthpak* termina com a secreção de ácido clorídrico pelas células da membrana mucosa do estômago, localizadas no corpo e no fundo do estômago. Este facto marca o início do *Amla bhava*. O resultado desta fase da digestão é a produção de quimo acidificado. Isto foi caracterizado por *Acharya Charak* e *Vagbhata* como "*Vidagdha*". *Acharya Chakrapani* observou que o termo *Vidagdha* significa parcialmente digerido, e *Amlabhava* significa depois de assumir a acidificação. *Ashayat* refere-se a *Amashaya*. O termo *Chyavamanasya* significa ser conduzido pelo *vayu* para a parte inferior. Toda a passagem significa que os alimentos parcialmente digeridos, após a conclusão do *Madhur Bhava*, adquirem a qualidade de acidez quando descem do *Amashaya*. Entra em contacto com *Pittasthan* e, ao mesmo tempo, produz-se *Achcha Pitta*.

[Estômago superior] [Corpo e fundo do estômago] [Duodeno]

Vidagdha Anna ▶ ---- *Amla Bhava* ▶ ----------- *Udirna* de *Achachapitta*

(parcialmente digerido e não digerido) (Acidificar os alimentos) (Mistura de bílis e suco pancreático)

Com base na descrição anterior, as partes do GIT podem ser incluídas no *Annavaha*

Srotas como > *Anna Nalika*

> *Aamashaya*
> *Graham*

3. **Absorção**

A fração de nutrientes dos alimentos digeridos é absorvida e transportada por todo o corpo através dos *Dhamnis*.

b.)*Purishvaha* Srotas-

O Purishvaha Srotas é um trato que tem por função transportar o *Purish* (fezes). *Acharya Charak* descreveu sucintamente que esta parte do TGI lida com os resíduos alimentares ou *Annakitta*. Transporta a comida digerida (*Pakvaanna*) do *Pakvashayadwar* para o *Guda* (ânus). O material que desce do *Amashaya*, tendo atingido o *Pakvashaya*, é desidratado pela absorção de água extra e conteúdo eletrolítico e convertido em grumos pela ação de *Agni*. Além disso, Acharya *Chakrapanidatta* esclarece e usa o termo "*Shoshana*" em vez de "*Pachana*" por *Agni*. Depois de concluído este processo, o alimento digerido fica com a aparência de "*Pindita Awastha*". O terceiro aspeto do *Avasthapaak* é referido como *Katu-Bhava*, a reação que ocorre no *Pakvahaya* ou intestino grosso. *Acharya Charak* descreveu sucintamente a forma como os resíduos alimentares ou *Anna Kitta* são tratados nesta parte do trato gastrointestinal.

111. *Katu awashapaak-*

Quando este produto alimentar chega a *Pakvashaya*, fica ainda mais desidratado pela absorção de água extra e conteúdo eletrolítico do *Agni*, e toma a forma de bolus, resultando num sabor pungente.

Após a conclusão da fase de digestão em *Grahani*, o terceiro *Awasthapak* é falado como o *Katu bhava*. Este aspeto está relacionado com a natureza acre e pungente das reacções que ocorrem no *Pakvashaya* e que conduzem à formação de fezes e gases. Durante a passagem do conteúdo intestinal, através do intestino delgado, são absorvidos os produtos finais da digestão, juntamente com muitos outros compostos (vitaminas, minerais e sal). Quando o conteúdo intestinal chega ao intestino grosso, o processo de absorção, com exceção da água, está normalmente concluído. No intestino grosso é absorvida uma maior quantidade de água e electrólitos. O material restante é convertido em fezes, que serão excretadas do corpo. A microflora intestinal preocupa-se com a putrefação dos resíduos proteicos, o que resulta na libertação de vários tipos de gases pungentes. Foi demonstrado que uma parte da flora intestinal efectua a síntese de vários tipos de vitaminas.

Discriminação estrutural do TGI superior e do TGI inferior

A estrutura do canal alimentar, desde o esófago até ao canal anal, apresenta várias caraterísticas, algumas comuns e outras específicas a todas estas partes. Consideraremos estas caraterísticas comuns antes de examinarmos a estrutura de cada uma das partes do tubo. A parede do tubo é constituída pelas seguintes camadas (do interior para o exterior).

A. A camada mais interna é a membrana mucosa que é constituída por:

(a) Um epitélio de revestimento.

(b) Uma camada de tecido conjuntivo, a lâmina própria, que suporta o epitélio.

(c) Uma fina camada de músculo liso denominada muscularis mucosae.

B. A membrana mucosa assenta sobre uma camada de tecido areolar frouxo denominada submucosa.

C. A parede do intestino obtém a sua principal força e forma devido a uma espessa camada de músculo (muscularis externa) que envolve a submucosa.

D. A cobertura da muscularis externa é feita por uma camada serosa ou (alternativamente) por uma camada adventícia.

O esófago

O esófago é um tubo, cuja parede tem as quatro camadas habituais: membrana mucosa, submucosa, camada muscular e uma adventícia externa. O esófago não tem uma cobertura serosa, exceto numa pequena extensão perto da sua extremidade inferior. Outros pontos dignos de nota sobre a estrutura do esófago são os seguintes

> A Mucosa

1. A membrana mucosa do esófago apresenta várias pregas longitudinais que desaparecem quando o tubo é distendido.

2. A mucosa é revestida por epitélio escamoso estratificado, que normalmente não é queratinizado.

3. Os processos semelhantes a dedos (ou papilas) do tecido conjuntivo da lâmina própria projectam-se na camada epitelial (tal como as papilas dérmicas). Isto ajuda a evitar a separação do epitélio do tecido conjuntivo subjacente.

4. Nas extremidades superior e inferior do esófago estão presentes algumas glândulas mucosas túbulo-alveolares na lâmina própria.

5. A muscularis mucosae está ausente ou pouco desenvolvida na parte superior do esófago. É distinta na parte inferior do esófago e é mais espessa perto da junção eosófago-gástrica. É constituído principalmente por fibras musculares longitudinais, mas também estão presentes algumas fibras circulares.

> A submucosa

A única caraterística especial da submucosa é a presença, nalguns locais, de glândulas mucosas tubuloalveolares compostas. Estas são mais frequentemente observadas ao nível da bifurcação da traqueia. Pequenos agregados de tecido linfoide podem estar presentes na submucosa, especialmente perto da extremidade inferior. Também estão presentes alguns plasmócitos e macrófagos.

> A camada muscular

A camada muscular é constituída pelas habituais camadas circulares e longitudinais. No entanto, é invulgar na medida em que as fibras musculares são parcialmente estriadas e parcialmente lisas. No terço superior (ou mais) do esófago, as fibras musculares são inteiramente da variedade estriada, enquanto no terço inferior todas as fibras são da variedade lisa. Ambos os tipos de fibras estão presentes no terço médio do esófago. As fibras musculares circulares presentes na extremidade inferior do esófago poderiam eventualmente atuar como um esfíncter que protege a junção cardioesofágica. No entanto, o músculo circular não é mais espesso aqui do que em qualquer outra parte do esófago, e o seu papel como esfíncter não é geralmente aceite. No entanto, parece existir um esfíncter fisiológico. Os factores anatómicos que poderiam explicar esta ação esfincteriana não são consensuais. A camada muscular do esófago é rodeada por tecido fibroso denso que forma um revestimento adventício para o esófago. A parte inferior do esófago é intra-abdominal e tem uma cobertura de peritoneu.

O estômago

A parede do estômago tem quatro camadas básicas, ou seja, uma membrana mucosa, uma submucosa, uma muscular externa e uma camada serosa. A membrana mucosa e a muscular externa têm algumas caraterísticas especiais que são descritas de seguida.

> A Membrana Mucosa

A olho nu, a membrana mucosa apresenta numerosas pregas (ou rugas) que desaparecem quando o estômago é distendido.

> Epitélio de revestimento

O epitélio de revestimento é colunar e secretor de muco. As partes apicais das células do epitélio de revestimento são preenchidas por mucina que é normalmente removida durante o processamento dos tecidos, de modo que as células parecem vazias (ou vacuoladas). O muco segregado pelas células do epitélio de revestimento protege a mucosa gástrica contra o ácido e as enzimas produzidas pela própria mucosa. [Acredita-se que as células mucosas que revestem a superfície também produzem factores de grupo sanguíneo.] Em vários locais, o epitélio de revestimento mergulha na lâmina própria para formar as paredes de depressões chamadas fossas gástricas. Estas fossas estendem-se por uma distância variável na espessura da mucosa. Na profundidade das fossas gástricas, a membrana mucosa está repleta de numerosas glândulas gástricas. Estas glândulas são de três tipos: gástricas principais, cardíacas e pilóricas.

> As principais glândulas gástricas

    (a) As células mais numerosas são denominadas células principais, células pépticas ou células zimogénicas. Observa-se que as células principais contêm grânulos secretores proeminentes nas partes apicais do seu citoplasma. Os grânulos contêm pepsinogénio, que é um precursor da pepsina.

    (b) As células oxínticas ou parietais são grandes, ovóides ou poliédricas, com um núcleo central grande. Estão presentes isoladamente, entre as células pépticas. São mais numerosas na metade superior da glândula do que na metade inferior. São chamadas células oxínticas porque se coram fortemente com a eosina. As células oxínticas são responsáveis pela secreção de ácido clorídrico. Produzem também um fator intrínseco (uma glucoproteína) que se combina com a vitamina B12 (presente nos alimentos ingeridos e que constitui um fator extrínseco) para formar um complexo necessário à formação normal dos eritrócitos.

    (c) Perto das partes basais das glândulas gástricas existem células endócrinas que contêm grânulos neurosecretores ligados à membrana. Estas células segregam provavelmente a hormona gastrina. Pode demonstrar-se que algumas das células contêm serotonina (5HT).

    (d) Perto da extremidade superior (ou "colo") das glândulas existem células secretoras de muco que são designadas por células do colo do muco.

    (e) Estão também presentes algumas células indiferenciadas (células estaminais) que se multiplicam para substituir outras células.

> A Lâmina Própria

Como se viu acima, a membrana mucosa do estômago está repleta de glândulas. O tecido conjuntivo da lâmina própria é, portanto, escasso. Contém as células habituais do tecido conjuntivo. Ocasionalmente, estão presentes agregados de tecido linfoide.

> A Muscularis Mucosae

A muscularis mucosae do estômago é bem desenvolvida. Para além das habituais camadas circular (interna) e longitudinal (externa), pode estar presente uma camada circular adicional fora da camada longitudinal.

> A Muscularis Externa

A musculatura externa do estômago é bem desenvolvida. São normalmente descritas três camadas, oblíqua, circular e longitudinal (de dentro para fora). O aspeto das camadas em secções é, no entanto, muito variável, dependendo da parte do estômago seccionada. As fibras circulares estão muito espessadas no piloro, onde formam o esfíncter pilórico. Não existe espessamento correspondente na extremidade cardíaca.

O intestino delgado

A Membrana Mucosa A superfície da membrana mucosa do intestino delgado é extensa (para permitir uma absorção adequada dos alimentos). Isto é conseguido em virtude do seguinte.

(a)   O comprimento considerável do intestino.

(b)   A presença de numerosas pregas circulares na mucosa.

(c)   A presença de numerosos processos semelhantes a dedos, ou vilosidades, que se projectam da superfície da mucosa para o lúmen.

(d)   A presença de numerosas depressões ou criptas que invadem a lâmina própria.

(e)   A presença de microvilosidades nas superfícies luminais das células que revestem a mucosa

> Dobras circulares

As pregas circulares são também designadas por válvulas de Kerkring. Cada prega é constituída por todas as camadas da mucosa (epitélio de revestimento, lâmina própria e muscularis mucosae). A submucosa também se estende para o interior das pregas. As pregas são grandes e facilmente visíveis a olho nu. Estão ausentes nos primeiros 1 ou 2 centímetros do duodeno. São proeminentes no resto do duodeno e em todo o jejuno. As pregas tornam-se gradualmente mais reduzidas e menos marcadas no íleo. As partes terminais do íleo não apresentam tais pregas. Para além de aumentarem consideravelmente a superfície da membrana mucosa, as pregas circulares tendem a retardar a passagem do conteúdo através do intestino delgado, facilitando assim a absorção.

> As vilosidades

As vilosidades são, tipicamente, projecções semelhantes a dedos que consistem num núcleo de tecido reticular coberto por um epitélio de superfície (descrito abaixo). O núcleo de tecido conjuntivo contém numerosos capilares sanguíneos que formam um plexo. O endotélio que reveste os capilares é fenestrado, permitindo assim uma rápida absorção de nutrientes pelo sangue. Cada vilosidade contém um vaso linfático central chamado lacteo. Distalmente, o lacteo termina cegamente perto da ponta da vilosidade; e proximalmente termina num plexo de vasos linfáticos presentes na lâmina própria. Ocasionalmente, o lacteo pode ser duplo. Algumas fibras musculares derivadas da muscularis mucosae estendem-se para o núcleo das vilosidades. Em algumas situações, as vilosidades, em vez de serem semelhantes a dedos, são achatadas e semelhantes a folhas, enquanto noutras situações têm a forma de cristas. As vilosidades são maiores e mais numerosas (para uma determinada área) no duodeno. Diminuem progressivamente de tamanho e de número ao longo do intestino delgado, no sentido caudal. Estima-se que a presença de vilosidades aumenta a área de superfície do revestimento epitelial do intestino delgado em cerca de oito vezes. As células que revestem as vilosidades são descritas a seguir.

> As criptas

As criptas (de Lieberkuhn) são invaginações tubulares do epitélio na lâmina própria. São glândulas intestinais tubulares simples, revestidas por epitélio. O epitélio é suportado no exterior por uma membrana basal. As células que revestem as criptas são consideradas a seguir.

O revestimento epitelial O epitélio que cobre as vilosidades e as áreas da superfície da mucosa que se interpõem entre elas é constituído predominantemente por células colunares especializadas na absorção. Estas são chamadas enterócitos. Entre as células colunares, encontram-se células caliciformes secretoras de muco. As células que revestem as criptas (glândulas intestinais) são predominantemente indiferenciadas. Estas células multiplicam-se para dar origem a células colunares absorventes e a células caliciformes. Perto das bases das criptas existem células de Paneth que segregam enzimas. Estão também presentes células endócrinas (que contêm grânulos ligados à membrana com vários péptidos neuroactivos). As várias células mencionadas acima são descritas brevemente a seguir.

(a) Células colunares de absorção

(b) Células caliciformes

   (c)   Células indiferenciadas

   (d)   Células zimogénicas (células de Paneth)

   (e)   Células endócrinas

   (f)   Tecido linfoide do intestino delgado

Trato gastrointestinal inferior

O cólon

A estrutura do cólon está em conformidade com a descrição geral da estrutura do intestino apresentada na página 243. Podem ser observados os seguintes pontos adicionais (Fig. 15.19). A membrana mucosa do cólon apresenta numerosas pregas em forma de crescente. Não existem vilosidades. A mucosa apresenta numerosas glândulas tubulares ou criptas estreitamente dispostas, semelhantes às do intestino delgado. A superfície da mucosa e as glândulas são revestidas por um epitélio constituído predominantemente por células colunares com um bordo estriado. A sua principal função é absorver o excesso de água e electrólitos do conteúdo intestinal. Muitas células colunares segregam muco e anticorpos (IgA). Os anticorpos fornecem proteção contra organismos patogénicos. Estão presentes numerosas células caliciformes, cujo número aumenta à medida que se avança caudalmente. O muco segregado por estas células serve como lubrificante e facilita a passagem de conteúdos semi-sólidos através do cólon. As células de Paneth não estão presentes. São observadas algumas células endócrinas e algumas células estaminais. O epitélio que reveste os folículos linfáticos solitários (presentes na lâmina própria) contém células M semelhantes às descritas no intestino delgado. Também são observadas células dispersas com tufos de microvilosidades longas. Trata-se provavelmente de células sensoriais.

A submucosa contém frequentemente células adiposas. Também estão presentes algumas células que contêm grânulos PAS-positivos, denominadas mucifagos. Estas são mais numerosas no reto. A camada longitudinal de músculo é invulgar. A maior parte das suas fibras estão reunidas em três bandas espessas, as taenia coli. Uma fina camada de fibras longitudinais está presente nos intervalos entre as taenias. As taenias são mais curtas do que as outras camadas da parede do cólon. Isto resulta na produção de saculações (também chamadas haustrações) na parede do cólon. A camada serosa está ausente no aspeto posterior do cólon ascendente e descendente. Em muitas situações, o peritoneu forma pequenos processos semelhantes a bolsas que estão cheias de gordura. Estas massas amarelas são chamadas de apêndices epiploicos.

Apêndice Vermiforme

A estrutura do apêndice vermiforme assemelha-se à do cólon (descrita acima) com as seguintes diferenças.

1. O apêndice é a parte mais estreita do intestino.

2. As criptas estão mal formadas.

3. A camada muscular longitudinal é completa e igualmente espessa a toda a volta. Não estão presentes Taenia coli.

O reto A estrutura do reto é semelhante à do cólon, exceto no que diz respeito ao seguinte.
1. A camada contínua de músculo longitudinal está presente. Não existe taenia.

2. O peritoneu cobre a parte anterior e os lados do terço superior do reto e apenas a parte anterior do terço médio. O resto do reto é desprovido de uma cobertura serosa.

3. Não existem apêndices epiploicae.

O canal anal

O canal anal tem cerca de 4 cm de comprimento. Os 3 cm superiores são revestidos por mucosa e o 1 cm inferior por pele. A área revestida por mucosa pode ainda ser dividida numa parte superior (15 mm) e numa parte inferior (15 mm). A membrana mucosa dos 15 mm superiores do canal é revestida por epitélio colunar. A membrana mucosa desta parte apresenta seis a doze pregas longitudinais que são designadas por colunas anais. As extremidades inferiores das colunas anais estão unidas umas às outras por pregas transversais curtas, denominadas válvulas anais. O conjunto das válvulas anais forma uma linha transversal que percorre todo o canal anal: é a linha pectinada. A membrana mucosa dos 15 mm seguintes do reto é revestida por epitélio escamoso estratificado não queratinizado. Nesta região não existem colunas anais. A mucosa tem um aspeto azulado devido à presença de um denso plexo venoso entre ela e o revestimento muscular. Esta região é denominada pecten ou zona de transição. O limite inferior do pecten forma a linha branca (de Hilton). Os 8 a 10 mm inferiores do canal anal são revestidos por pele verdadeira, na qual estão presentes folículos pilosos, glândulas sebáceas e glândulas sudoríparas.

Por cima de cada válvula anal existe uma depressão chamada seio anal. As glândulas sudoríparas atípicas (apócrinas) abrem-se em cada seio. São as chamadas glândulas anais (ou circumanas). O canal anal é rodeado por camadas musculares circulares e longitudinais contínuas com as do reto. O músculo circular é espessado para formar o esfíncter anal interno. Fora da camada de músculo liso, existe o esfíncter anal externo que é constituído por músculo estriado. Para mais pormenores sobre a musculatura anal, consultar um livro de anatomia macroscópica. Na submucosa do canal anal estão presentes plexos venosos proeminentes. O plexo hemorroidário interno situa-se acima do nível da linha pectinada, enquanto o plexo hemorroidário externo se situa perto da extremidade inferior do canal.

Amashyoth e *Pakvashayoth* como Git superior e inferior

Ao descrever os tipos de doenças, *Acharya Charak* mencionou *Aashaya Bheda Vyadhis*, e *Acharya Susruta* mencionou *Doshbalapravritta Vyadhis*. Por fim, ambos os *Acharays* descreveram *os Vyadhis Amshaya Samutha e Pakvashaya Samutha*. Esta descrição não é apenas uma classificação de doenças, mas também estabelece a relação dos *Doshas* com as estruturas anatómicas (*Ashayas* ou o seu *Sthan*).

Acharya Chakrapani explica melhor este facto, dizendo que *os Aamshaya Samutha Vyadhis* são principalmente originários de *Aamshay* e são geralmente *dominantes em Kapha-Pitta Dosha*, enquanto *os Pakvashaya samutha Vyadhis* são originários de *Pakvashaya* e são *dominantes em Vata Dosha*.

CAPÍTULO 5

Doenças gastrointestinais

A Ayurveda é um sistema de medicina que tem uma base filosófica completa. O termo *"Apurusheya"* é utilizado para designar *a Ayurveda*, porque todos os conceitos fundamentais, como *Tridosha, Panchmahabhoot, Triguna*, etc., são adoptados da natureza, e o conceito que está presente no exterior também está presente no interior, como *"Prakriti Purush Siddhant"*. Assim, os princípios *ayurvédicos* são bastante diferentes da ciência moderna. Por conseguinte, estes podem ser compreendidos utilizando os pensamentos básicos da *Ayurveda*. Podemos encontrar um análogo na ciência moderna, mas também aí teremos de considerar primeiro os princípios *ayurvédicos*. Caso contrário, a análise da ciência deixa de ser científica.

Acharya deu uma importância primordial ao intestino. A descrição do trato gastrointestinal (TGI) nos clássicos é bastante diferente da ciência moderna do ponto de vista fisio-anatómico, patológico e clínico. A nossa *Samhita* descreve uma miríade de doenças relacionadas com o intestino. Quase todas as doenças têm origem no intestino, descrito como *Amashaya Samutha* e *Pakvashaya Samutha vyadhi na Ayurveda*.

A fisiologia normal do nosso corpo depende de *Dosha, Dhatu* e *Mala*. Dos quais um *Dosha* (*Vata*) e um *Mala* (*Purish* e *Mutra*) estão primariamente relacionados com os *Purishvaha Srotas,* pelo que estão relacionados com determinada fisiologia do corpo como

- *Vahan* de *Purish*
- *Pakvashaya* como *Vishesha Sthan* de *Vata.*
- *Mutra Nirman*
- *Sthan* de *Apan* e *Saman Vayu.*

Portanto, *Purishvaha Srotas* está envolvido, direta ou indiretamente, em muitas condições. A digestão completa, a absorção de *Anna* e a eliminação de *Purish* são efectuadas no TGI. As doenças mencionadas abaixo têm uma patologia local (*Sthan samshraya*) nos *Purishvaha Srotas*. Os seus factores etiológicos e patologia também são mencionados para se encontrar uma relação com os *Annavaha Srotas.*

Doenças de *Purishvaha Srotas*

As doenças que apresentam uma afetação estrutural de *Purishvaha Srotas*, ou seja, *Kha,* são as seguintes

Vaigunyaat e *Sthansanshray* ocorrem nos *Purishvaha Srotas*.

1. Atisar-

Acahrya Charak descreveu as causas de *Atsara* no verso acima que *Agni* é viciado por *Guru, Ushna* e *Asatamya guna* de Beef, além disso *Mansik Kashta* também é um fator importante para a vitimação de *Agni*.

Samprapti e *Nidan* de *Vataj Atisar*

Como consequência do fator causal primordial acima mencionado, numa fase posterior, se a pessoa tiver um tipo de constituição *Vatika*, recorre aos seguintes factores:

- Exposição ao vento excessivamente forte, ao sol quente e ao exercício físico;
- Indulgência com alimentos pouco nutritivos ou em menor quantidade ou refeições irregulares (*Pramitashana*) ou bebidas alcoólicas fortes ou relações sexuais excessivas; e
- Supressão dos impulsos naturais.

Devido aos factores acima mencionados, o *Vayu* agrava-se e o poder de digestão (*Agni*) é afetado. Após a perda do poder de digestão, o *Vayu* agravado faz descer à força a urina e o suor para o cólon e, com a ajuda destes, liquefaz as fezes, provocando assim *Atisar*.

Samprapti e *Nidan* do *pittaj Atisar*

Uma pessoa de constituição *Paittika* que se entrega aos seguintes factores obtém o tipo *Paittika* de *Atisara*.

- Ingestão excessiva de ingredientes ácidos, salinos, pungentes, alcalinos, quentes e picantes.
- Aflição do corpo por exposição excessiva ao calor de fogo forte, raios quentes do sol e ventos quentes.
- Disposição excessivamente irada e ciumenta.

Devido aos factores acima mencionados, a *Pitta* agrava-se. Este *Pitta* agravado, devido à sua liquidez, suprime o poder de Agni e, tendo chegado ao cólon, desintegra as fezes devido ao seu calor, liquidez e mobilidade, provocando assim o tipo *Paittika* de *Atisara*.

Samprapti e *Nidan* de *Kaphaj Atisar*

Uma pessoa de constituição *Kaphaj* que se entrega aos seguintes factores obtém *Atisara* de tipo *Kaphaj*.

- Ingestão de ingredientes pesados, doces, frios e untuosos em excesso.

- Inatividade da mente e indolência.

- Dormir habitualmente durante o dia.

Devido aos factores acima mencionados, *Kapha* agrava-se. Por natureza, *Kapha* é pesado, doce, frio e untuoso. Desloca-se para baixo e afecta o Agni devido à sua propriedade natural de arrefecimento. Depois disso, tendo chegado ao cólon, liquefaz as fezes e provoca *Atisara*.

Acharya Charak disse no *Samprapti* de *Atisara* que o *Dosha* viciado destrói o *Jatharagni*. Este *Dosha* viciado altera a consistência do *Purish* (aguado) no *Pakvashaya*. *Acharya Susruta* também mencionou *Apanvayusannirodha*, *Vittasanga* e *Adhmaan* como *Purvarupa* de *Atisara*.

2. *Nidan* e *Samprapti* de *Pravahika*

O significado do termo "*Pravahna*" é o esforço durante a defecação e a doença que apresenta estes sintomas de forma proeminente é conhecida como *Pravahika*. As pessoas que se entregam a alimentos pouco saudáveis, *Vata* agrava-se e empurra o *Kapha* acumulado (no *Pakvashaya* e no intestino grosso) para baixo, uma e outra vez, depois de se esforçarem e se misturarem com as fezes, esta doença chama-se *Pravahika*.

3. *Nidan* e *Samprapti* de *Vitashula-*

As pessoas que ingerem alimentos secos (não gordurosos), *Vata* obstrui as fezes no trato elementar e causa fraqueza do poder digestivo, invade o canal alimentar e dá origem a dores fortes na parte direita ou esquerda do abdómen. Espalha-se por todas as outras partes, movendo-se acompanhada de ruído, a sede aumenta muito, aparecem também tonturas e desmaios, que não diminuem mesmo após a eliminação das fezes ou da urina, o que o médico deve entender como *Vittshula*, que é muito terrível.

4. **Causas da viciação de *Vata***

Vayu agrava-se com o seguinte;

- Ingestão de alimentos untuosos, frios, escassos e leves.

- Excesso de indulgência sexual.

- Permanecer acordado durante a noite em excesso.

- Medidas terapêuticas inadequadas.

- Administração de terapias que provocam a eliminação excessiva dos Doshas e do sangue.

- Manter o jejum em excesso.

- Nadar em excesso. Recorrer à navegação, ao exercício e a outras actividades físicas em excesso.

- Perda de *Dhatus*

- Emaciação excessiva devido a preocupações, tristeza e aflição por doenças.

- Raiva, sono durante o dia, medo e supressão dos impulsos naturais.

- Formação de *Ama*, sofrimento por traumas e abstenção de alimentos.

- Lesões no *Marma* e andar num elefante, camelo, cavalo ou veículos em movimento rápido.

Devido aos factores acima mencionados, o *Vayu* agravado, enquanto preenche os canais de circulação que estão vazios ou que se tornaram fracos em quantidade devido à falta de untuosidade, etc.

Samprapti de *Sthangata vata-*

Acharya Charak mencionou os caracteres de *Vata* provocado. Devido à diferença nos factores etiológicos e nos locais de afeção, produz os caracteres específicos de cada doença.

-) *Pakvashayagat vayu-*

Se *Vata* estiver viciado, isto dará origem a certos sintomas como sons gorgolejantes, cólicas, meteorismo, dificuldade de micção e defecação, obstipação e dor na região pélvica.

- i) *Gudagat vayu-*

Se *Vata* estiver localizado no Guda e for provocado, ocorre retenção de *Purish*, *Mutra* e *Apan Vayu*, dores de cólica, formação de cálculos e atrofia na região das panturrilhas, coxas, costas e pélvis.

5. *Samprapti* de *Avaran-*

Vayu agrava-se de duas maneiras diferentes, a saber: (1) pela diminuição dos elementos dos tecidos; e (2) pela oclusão do seu canal de circulação.

No corpo do indivíduo, *Vata*, *Pitta* e *Kapha* movem-se através de todos os canais de circulação. Entre eles, Vata, devido à sua natureza subtil, impele os restantes dois *Doshas* (*Pitta* e *Kapha*). O *Vata* agravado, tendo provocado estes dois Dosha, dispersa-os em diferentes locais de manifestação de várias doenças e secagem dos elementos dos tecidos como *Rasa* (plasma), etc.

1) *Vidavritta vata-*

Se *Vata* estiver ocluído pela matéria fecal, ocorre uma retenção absoluta das fezes no seu próprio habitat, ou seja, na parte inferior do cólon, e haverá uma dor aguda nessa região; e qualquer matéria untuosa ingerida é imediatamente digerida; e, ao ingerir alimentos, a pessoa sofre de um aumento da distensão do abdómen e, devido à pressão dos alimentos ingeridos, o doente elimina as fezes secas com dificuldade e após um longo atraso. Sofre de dores nas ancas, nas virilhas e nas costas, e o *Vata* move-se em sentido inverso (mau paristaltismo); há também perturbações da ação cardíaca.

6. *Apan vayu*

O *Apana* reside em *Pakvashaya*. Elimina *Samirana*, *Shakrit*, *Mutra*, *Shukra*, *Garbha* e *Artava*. Quando se agrava, dá origem a doenças terríveis da bexiga urinária e do reto.

7. *Nidan* e *Lakshana* de *Purishaj Udavarta*

Uma vontade suprimida de defecar é seguida pela exibição de sintomas como ressecamento dos intestinos, dor intensa no abdómen, dor cortante no ânus, flatulência ascendente, supressão das fezes e até emissão de fezes pela boca. Pela ingestão de alimentos adstringentes, amargos, pungentes e secos, pela supressão dos impulsos naturais, pela indulgência excessiva na alimentação e no sexo, o *Apan Vayu* é provocado na região de *Pakvashaya*. Provoca obstrução na parte inferior do trato elementar e produz retenção de fezes, flatos e urina e, a partir daí, produz gradualmente distúrbios muito graves e mau funcionamento do sistema digestivo.

8. Arsah-

i) *Nidan* e *Samprapti* (Aquired)-

Em pessoas que não são autocontroladas (no que diz respeito à alimentação e actividades) e que se entregam a coisas que agravam os *Doshas*, tais como o uso de alimentos incompatíveis, comer em excesso, mais compulsão, sentar-se sobre os calcanhares, montar em animais, supressão dos impulsos do corpo, etc., especialmente. Os *Doshas* agravam-se individualmente ou em combinação de dois ou todos os três ou em conjunto com o sangue. Espalhados e viajando através do *Dhamani* principal na direção descendente, atingem o *Guda* e produzem rebentos de músculo no *Gudavali*. Especialmente em pessoas que têm fraqueza no poder digestivo, estes rebentos aumentam de tamanho devido ao contacto com relva, paus, pedras e pedaços de tecido, etc., através da água. Estes rebentos são chamados *Arshas*.

ii) Congénita (*Sahaj*)

Sahaj Arsha deve-se à viciação do sangue menstrual (ovam) e do sémen (esperma). Deve ser tratado apenas de acordo com os *Doshas*. É especialmente difícil de ver, claro, de cor castanha escura, incómodo e curvado para dentro; quando afetado por esta doença, a pessoa é emaciada, come muito pouca comida, as redes de veias são visíveis em todo o corpo, tem menos filhos e seman; tem uma voz fraca e está sempre zangado, tem má digestão e força e é muito preguiçoso; é vítima da doença de E.N.T. sofre de gorgolejo intestinal, flatulência, sensação de revestimento na região do coração, perda de paladar, etc.

9. *Bhagandara*

Uma pessoa que se entrega a alimentos pouco saudáveis e ativa *Vata*, agrava-se e localiza-se em cerca de uma ou duas *Angula* à volta do ânus, vicia os músculos e o sangue dá origem a uma *Pidika* de cor vermelha clara, acompanhada de picadas e outros tipos de dor; se não for tratada a tempo, esta sofre um amadurecimento; Como está situada muito perto da bexiga urinária, a úlcera fica muito humedecida através dos minúsculos orifícios semelhantes ao *Shatponak*; estes exsudam continuamente um líquido espumoso claro, em grande quantidade, a úlcera sente-se como se fosse atingida, dividida, rasgada e picada por agulhas; e o reto fica rasgado; se isto for negligenciado, então os flatos, a urina, as fezes e o sémen também começam a sair por estes orifícios. Este tipo de *Bhagandara* é chamado *Shatponak Bhagandra*.

Pitta, ao ser agravado e empurrado para baixo por Vata, localiza-se nas áreas descritas anteriormente e dá origem a uma cor vermelha, fina, pequena, elevada, com a forma de Ustragriv; os seus sintomas são sucção e outros tipos de dor; Quando não é tratada, amadurece e forma uma úlcera, tem uma sensação de ardor como se tivesse sido tocada pelo fogo ou por um álcali causador, exsuda um líquido que é desagradável e quente; se for negligenciada, as fezes, a urina e o sémen também saem através dela, esta Bhagandara chama-se Ustragriva Bhagandara.

Kapha, ao agravar-se e ser empurrado para baixo por *Vata*, localizando-se como descrito anteriormente, dá origem a um *Pidika* de cor branca, estático e com comichão; isto produz comichão e outros tipos de dores; se não for tratado, amadurece e forma uma úlcera dura, inchada, com mais comichão, exsudando continuamente fluidos viscosos. Quando é negligenciado, também saem flatos, fezes, urina e sémen através dele, este *Bhagandara* é chamado *Parisravi Bhagandara*.

Vata agrava-se, combina-se com *Pitta* e *Kapha* agravados e, movendo-se para baixo, localiza-se nas áreas descritas anteriormente, dá origem a um *Pidika* do tamanho do dedo grande do pé, com as penas de todos os *Doshas*, acompanhado de dor aguda, sensação de queimadura; comichão e outros sintomas; se não for tratado a tempo, amadurece e forma uma úlcera que exala fluido de cores diferentes, dor produnda que se assemelha ao *Shambukavarta* presente no rio *Bhagandara* é chamado *Shambukavart*.

A pessoa que consome ossos com o pedaço de carne e outros corpos estranhos, ou aquela em que as fezes se tornaram muito duras; estes são empurrados para baixo por *Apanvata* e movendo-se de maneira imprópria, atingem o reto e produzem a ferida lá; por causa da ferida, ocorre a descamação do músculo, acompanhada de fluxo de pus e sangue; Os vermes desenvolvem-se nesse local, tal como os vermes se desenvolvem numa terra inundada de água. Estes vermes que corroem o reto em muitos sítios produzem rasgões nos lados do reto; destes rasgões criados pelos vermes, sai ar (flatos ou gases), urina, matéria fecal e sémen; isto chama-se *Unmargi Bhagandara*.

I. Diarreia

A diarreia é definida como a passagem de mais de 200 g de fezes por dia, e a medição do volume de fezes é útil para confirmar este facto. O sintoma mais grave em muitos doentes é a urgência em defecar, e a incontinência fecal é um acontecimento comum na doença diarreica aguda e crónica. i. Diarreia aguda

Esta situação é extremamente comum e deve-se normalmente à transmissão fecal-oral de bactérias ou das suas toxinas, vírus ou parasitas. A diarreia infecciosa é geralmente de curta duração e os doentes que apresentam uma história de diarreia com uma duração superior a 10 dias raramente têm uma causa infecciosa. Uma variedade de medicamentos, incluindo antibióticos, medicamentos citotóxicos, IBP e AINE, pode ser responsável.

II. Diarreia crónica ou recorrente-

A causa mais comum é o síndroma do intestino irritável, que se pode manifestar por um aumento da frequência da defecação e fezes soltas, aquosas ou granulosas. A diarreia raramente ocorre durante a noite e é mais grave antes e depois do pequeno-almoço. Noutras ocasiões, o doente está obstipado e existem outros sintomas caraterísticos da síndrome do intestino irritável. As fezes contêm frequentemente muco, mas nunca sangue, e o volume das fezes de 24 horas é inferior a 200 g. A diarreia crónica pode ser classificada como sendo devida a uma doença do cólon ou do intestino delgado, ou a uma má absorção. A apresentação clínica, o exame das fezes, as análises de sangue de rotina e a imagiologia revelam um diagnóstico em muitos casos. Uma série de exames negativos implica normalmente a síndrome do intestino irritável, mas alguns doentes têm claramente uma doença orgânica e necessitam de exames mais aprofundados.

Tabela No.2- Diarreia crónica (Caraterísticas clínicas e causas)

Chronic or relapsing diarrhea		
	Colonic	Malabsorption	Small bowel
Clinical features	Blood and mucus in stool Cramping lower abdominal pain	Steatorrhoea Undigested food in the stool Weight loss and nutritional disturbances	Large-volume, watery stool Abdominal bloating Cramping mid-abdominal pain
Causes	Inflammatory bowel disease Microscopic colitis Neoplasia Ischaemia Irritable bowel syndrome	Pancreatic Chronic pancreatitis Cancer of pancreas Cystic fibrosis Enteropathy Coeliac disease Tropical sprue Lymphoma Lymphangiectasia	Crohn's disease VIPoma Drug induced NSAIDs Amino salicylates Selective serotonin re-uptake inhibitors (SSRIs)

> Má absorção

É provável que a diarreia e a perda de peso em doentes com uma dieta normal sejam causadas por má absorção.

Os sintomas são de natureza diversa e de gravidade variável. Alguns doentes têm um hábito intestinal aparentemente normal, mas a diarreia é habitual e pode ser aquosa e volumosa. Fezes volumosas, pálidas e ofensivas que flutuam na sanita (esteatorreia) significam má absorção de gorduras. Podem estar presentes distensão abdominal, borborigmos, cãibras, perda de peso e alimentos não digeridos nas fezes. Alguns doentes queixam-se apenas de mal-estar e letargia. Noutros, podem ocorrer sintomas relacionados com deficiências de vitaminas, oligoelementos e minerais específicos.

> Fisiopatologia

A má absorção resulta de anomalias dos três processos essenciais a uma digestão normal:

1. A má digestão intraluminal ocorre quando a deficiência de enzimas biliares ou pancreáticas resulta numa solubilização e hidrólise inadequadas dos nutrientes. O resultado é a má absorção de gorduras e proteínas. Isto também pode ocorrer com o crescimento excessivo de bactérias no intestino delgado.

2. A má absorção da mucosa resulta da ressecção do intestino delgado ou de condições

que danificam o epitélio do intestino delgado, diminuindo assim a área de superfície de absorção e esgotando a atividade das enzimas da borda em escova.

3. A obstrução linfática "pós-mucosa" impede a absorção e o transporte dos lípidos absorvidos para os vasos linfáticos. O aumento da pressão nestes vasos resulta em fugas para o lúmen intestinal, levando à enteropatia perdedora de proteínas.

2. Prisão de ventre

A obstipação é definida como a passagem pouco frequente de fezes duras. Os doentes podem também queixar-se de esforço, de uma sensação de evacuação incompleta e de desconforto perianal ou abdominal. A obstipação pode ocorrer em muitas doenças gastrointestinais e outras doenças médicas.

Causas da obstipação

Alimentação

- Falta de ingestão de fibras e/ou líquidos Motilidade

- Prisão de ventre de trânsito lento

- Síndrome do intestino irritável

- Drogas (ver abaixo)
- Pseudo-obstrução intestinal crónica

Estruturais

- Carcinoma do cólon
- Doença diverticular
- Doença de Hirschsprung

Defecação

- Doença anorrectal (doença de Crohn, fissuras, hemorróidas)
- Obstrução da defecação

3. Colite ulcerosa-

Os sintomas cardinais são a hemorragia rectal com passagem de muco e diarreia sanguinolenta. A apresentação varia consoante o local e a gravidade da doença, bem como a presença de manifestações extra-intestinais. O primeiro ataque é normalmente o mais grave e é seguido de recaídas e remissões. O stress emocional, a infeção intercorrente, a gastroenterite, os antibióticos ou a terapêutica com AINEs podem provocar uma recaída. A proctite provoca hemorragia rectal e descarga de muco, acompanhada de tenesmo. Alguns doentes apresentam fezes líquidas frequentes e de pequeno volume, enquanto outros apresentam fezes granulosas devido a obstipação a montante do reto inflamado. Não ocorrem sintomas constitucionais. A colite do lado esquerdo e extensa provoca diarreia sanguinolenta com muco, frequentemente com cólicas abdominais. Nos casos graves, surgem anorexia, mal-estar, perda de peso e dores abdominais, e o doente apresenta-se tóxico, com febre, taquicardia e sinais de inflamação peritoneal.

4. Síndrome do cólon irritável

A síndrome do intestino irritável (SII) caracteriza-se por dores abdominais recorrentes associadas a uma defecação anormal na ausência de uma anomalia estrutural do intestino. Cerca de 10-15% da população é afetada em algum momento, mas apenas 10% destes consultam os seus médicos devido aos sintomas. No entanto, a SII é a causa mais comum de referência gastrointestinal e é responsável pelo absentismo frequente no trabalho e pela deterioração da qualidade de vida. As mulheres jovens são afectadas 2 a 3 vezes mais frequentemente do que os homens. São frequentes as doenças coexistentes, como a dispepsia não ulcerosa, a síndrome da fadiga crónica, a dismenorreia e a fibromialgia. Entre 5 e 10% dos doentes têm um historial de abuso físico ou sexual.

> Fisiopatologia

A causa da SII não está completamente esclarecida, mas pensa-se que os factores biopsicossociais desempenham um papel importante, juntamente com os factores luminais, como a dieta e a microbiota intestinal, como se verá mais adiante. Factores comportamentais e psicossociais A maioria dos doentes atendidos em clínica geral não tem problemas psicológicos, mas cerca de 50% dos doentes encaminhados para o hospital têm uma doença psiquiátrica, como ansiedade, depressão, somatização e neurose. Os ataques de pânico também são comuns. Sabe-se que o stress psicológico agudo e a doença psiquiátrica manifesta alteram a perceção visceral e a motilidade gastrointestinal. Existe uma maior prevalência de comportamentos anormais em relação à doença, com consultas frequentes para sintomas menores e uma capacidade reduzida de lidar com a situação. Estes factores contribuem para a SII, mas não a causam.

> Factores fisiológicos

Há algumas evidências de que a SII pode ser um distúrbio serotoninérgico (5-HT), como evidenciado pela libertação relativamente excessiva de 5-HT na SII com predominância de diarreia (SII-D) e relativa deficiência na SII com predominância de obstipação (SII-C). Por conseguinte, os antagonistas dos receptores 5-HT3 são eficazes na SII-D, enquanto os agonistas 5-HT4 melhoram a função intestinal na SII-C. Existem algumas provas de que a SII pode representar um estado de inflamação intestinal de baixo grau ou de ativação imunitária, não detetável através de testes, com um número elevado de mastócitos da mucosa, que sensibilizam os neurónios entéricos através da libertação de histamina e triptase. Alguns doentes respondem positivamente aos estabilizadores de mastócitos, como o cetotifeno, o que apoia um papel patogénico dos mastócitos em pelo menos alguns doentes. A ativação imunitária pode estar associada a um processamento alterado dos sinais de dor visceral no SNC. Isto é mais comum nas mulheres e na SII-D, e pode ser despoletado por um episódio prévio de gastroenterite com espécies de Salmonella ou Campylobacter. Foram relatadas alterações quantitativas e qualitativas no conteúdo bacteriano intestinal (a microbiota intestinal). O sobrecrescimento bacteriano do intestino delgado (SIBO) pode estar presente em alguns doentes e provocar sintomas. Esta "disbiose intestinal" pode explicar a resposta aos probióticos ou ao antibiótico não absorvível rifaximina que foi registada em ensaios. Os factores alimentares também são importantes. Alguns doentes têm intolerâncias alimentares químicas (não alergias) a hidratos de carbono de cadeia curta e pouco absorvidos (lactose, frutose e sorbitol, entre outros), conhecidos coletivamente como FODMAPs (oligo-, di- e monossacáridos fermentáveis e polióis). A sua fermentação no cólon provoca inchaço, dores, gases e alterações dos hábitos intestinais. A sensibilidade ao glúten não celíaca (serologia celíaca negativa e biópsias duodenais normais) parece estar presente em alguns doentes com SII, enquanto outros podem ser intolerantes a substâncias químicas como os salicilatos ou benzoatos, presentes em determinados alimentos.

5. Tumores do cólon e do reto

Os pólipos podem ser neoplásicos ou não neoplásicos. Estes últimos incluem os hamartomas, os pólipos metaplásicos ("hiperplásicos") e os pólipos inflamatórios. Estes não têm potencial maligno. Os pólipos podem ser únicos ou múltiplos e variam de alguns milímetros a vários centímetros de tamanho. Os adenomas colorrectais são extremamente comuns no mundo ocidental e a sua prevalência aumenta com a idade; 50% das pessoas com mais de 60 anos têm adenomas e, em metade destas, os pólipos são múltiplos. São mais comuns no reto e no cólon distal e são pedunculados ou sésseis. Histologicamente, são classificados como tubulares, vilosos ou tubulovilosos, de acordo com a arquitetura glandular. Quase todas as formas de carcinoma colorrectal se desenvolvem a partir de pólipos adenomatosos, embora nem todos os pólipos apresentem o mesmo grau de risco. Caraterísticas associadas a um maior risco de malignidade subsequente. Os adenomas são normalmente assintomáticos e descobertos acidentalmente. Ocasionalmente, causam hemorragia e anemia. Os adenomas das vilosidades podem segregar grandes quantidades de muco, causando diarreia e hipocaliémia.

A descoberta de um pólipo na sigmoidoscopia é uma indicação para a realização de uma colonoscopia, uma vez que os pólipos proximais estão presentes em 40-50% destes doentes. A polipectomia colonoscópica deve ser realizada sempre que possível, uma vez que reduz consideravelmente o risco de cancro colorrectal subsequente (Fig. 22.58). Os pólipos muito grandes ou sésseis podem, por vezes, ser removidos com segurança através da ressecção endoscópica da mucosa (EMR), mas muitos requerem cirurgia. Depois de todos os pólipos terem sido removidos, deve ser efectuada uma colonoscopia de vigilância a intervalos de 3-5 anos, uma vez que se desenvolvem novos pólipos em 50% dos doentes. Os doentes com mais de 75 anos de idade não necessitam de colonoscopias repetidas, uma vez que o seu risco de cancro ao longo da vida é baixo. Entre 10-20% dos pólipos apresentam evidência histológica de malignidade. Quando se encontram células cancerosas a menos de 2 mm da margem de ressecção do pólipo, quando o cancro do pólipo é pouco diferenciado ou quando existe invasão linfática, recomenda-se a ressecção segmentar do cólon, uma vez que pode estar presente tumor residual ou disseminação linfática (até 10%). Os pólipos malignos sem estas caraterísticas podem ser seguidos por colonoscopia de vigilância. As síndromes de polipose são classificadas por histopatologia. É de salientar que, embora os pólipos hamartomatosos da síndrome de Peutz-Jeghers e da polipose juvenil não sejam neoplásicos, estas doenças estão associadas a um risco acrescido de malignidade da mama, do cólon, do ovário e da tiroide.

A polipose adenomatosa familiar (PAF) é uma doença autossómica dominante pouco frequente que afecta 1 em cada 13 000 pessoas e é responsável por 1% de todos os cancros colorrectais. Resulta de uma mutação germinativa do gene supressor de tumores APC, seguida de uma mutação adquirida do alelo remanescente. O gene APC é grande e foram registadas mais de 1400 mutações diferentes, mas a maioria são mutações de perda de função que resultam numa proteína APC truncada. Esta proteína liga-se normalmente à β-catenina e sequestra-a, mas não o consegue fazer quando está mutada, permitindo que a β-catenina se transloque para o núcleo, onde regula positivamente a expressão de muitos genes. Cerca de 20% dos casos surgem como novas mutações e não têm historial familiar. Centenas a milhares de pólipos adenomatosos do cólon desenvolvem-se em 80% dos doentes até aos 15 anos de idade, com sintomas como hemorragia rectal que começam alguns anos mais tarde. Nas pessoas afectadas, o cancro desenvolve-se num período de 10 a 15 anos após o aparecimento dos adenomas e 90% dos doentes desenvolvem cancro colorrectal até aos 50 anos de idade. Apesar da vigilância, aproximadamente 1 em cada 4 doentes com PAF tem cancro na altura em que são submetidos a colectomia. Foi identificado um segundo gene envolvido na reparação por excisão de bases (MutY homolog, MUTYH) que pode estar na origem da polipose do cólon. O MUTYH apresenta uma hereditariedade autossómica recessiva e origina dezenas a centenas de pólipos e cancro do cólon proximal. Esta variante é designada por polipose associada à MUTYH (MAP). Os pólipos císticos não neoplásicos das glândulas fúndicas ocorrem no estômago, mas os pólipos adenomatosos também ocorrem de forma pouco frequente. Os adenomas duodenais ocorrem em mais de 90% e são mais comuns em torno da ampola de Vater. A transformação maligna em adenocarcinoma ocorre em 10% e a polipose adenomatosa familiar. Existem centenas de pólipos adenomatosos em todo o cólon.

é a principal causa de morte nas pessoas que foram submetidas a colectomia profiláctica. Muitas caraterísticas extra-intestinais são também observadas na PAF. Os tumores desmóides ocorrem em até um terço dos doentes e surgem normalmente no mesentério ou na parede abdominal. Embora benignos, podem tornar-se muito grandes, causando compressão de órgãos adjacentes, obstrução intestinal ou compromisso vascular, e são difíceis de remover. Por vezes, respondem à terapêutica hormonal com tamoxifeno, e o AINE sulindac pode levar à regressão em alguns, por mecanismos desconhecidos. A hipertrofia congénita do epitélio pigmentar da retina (CHRPE) ocorre em alguns casos e manifesta-se por lesões retinianas escuras, redondas e pigmentadas. Quando presentes num indivíduo em risco, são 100% preditivas da presença de PAF. Uma variante, a síndrome de Turcot, é caracterizada por PAF com tumores primários do SNC (astrocitoma ou meduloblastoma). É essencial a identificação precoce dos indivíduos afectados antes do desenvolvimento dos sintomas. O diagnóstico pode ser excluído se a sigmoidoscopia for normal. Nos casos recentemente diagnosticados, devem ser efectuados testes genéticos para confirmar o diagnóstico e identificar a mutação causal. Posteriormente, todos os familiares de primeiro grau devem também ser submetidos a testes. Nas famílias com PAF conhecida, os membros da família devem ser submetidos a testes de mutação aos 13-14 anos de idade e os doentes que apresentem a mutação devem ser submetidos a colectomia após a conclusão dos estudos escolares ou universitários. A operação de eleição é a proctocolectomia total com anastomose ileal-anal. Recomenda-se a realização periódica de endoscopia digestiva alta a cada 1-3 anos para detetar e monitorizar adenomas duodenais e periampulares. Se forem grandes, podem ser passíveis de ressecção endoscópica.

6. Cancro colorrectal-

Embora relativamente raro no mundo em desenvolvimento, o cancro colorrectal é a segunda neoplasia maligna interna mais comum e a segunda principal causa de morte por cancro nos países ocidentais. No Reino Unido, a incidência é de 50-60 por 100 000, o que equivale a 30 000 casos por ano. A doença torna-se cada vez mais comum a partir dos 50 anos de idade.

Fisiopatologia

Tanto os factores ambientais como os genéticos são importantes na carcinogénese colorrectal. Os factores ambientais são responsáveis por 70% de todos os cancros colorrectais "esporádicos". Este valor baseia-se na grande variação geográfica da incidência e na diminuição do risco observada nos migrantes que se deslocam de países de alto risco para países de baixo risco. Os factores alimentares são os mais importantes e estão resumidos na Caixa; outros factores de risco reconhecidos estão enumerados na Caixa. O desenvolvimento do cancro colorrectal resulta da acumulação de múltiplas mutações genéticas decorrentes de duas vias principais: a instabilidade cromossómica e a instabilidade dos microssatélites.

Instabilidade cromossómica - Surgem mutações ou deleções de porções de cromossomas, com perda de heterozigotia (LOH) e inativação de genes supressores de tumores específicos. Na LOH, um alelo de um gene é eliminado, mas a inativação do gene só ocorre quando uma mutação subsequente não relacionada afecta o outro alelo.

Instabilidade de microssatélites - Envolve mutações germinativas num dos seis genes que codificam enzimas envolvidas na reparação de erros que ocorrem normalmente durante a replicação do ADN (reparação de erros de ADN); estes genes são designados hMSH2, hMSH6, hMLH1, hMLH3, hPMS1 e hPMS2. Os erros de replicação acumulam-se e podem ser detectados em "microssatélites" de sequências repetitivas de ADN. Também ocorrem em genes reguladores importantes, resultando num fenótipo geneticamente instável e na acumulação de múltiplas mutações somáticas em todo o genoma que acabam por conduzir ao cancro. Alguns cancros esporádicos desenvolvem-se desta forma, tal como a maioria dos casos de cancro do cólon hereditário sem polipose (HNPCC). Cerca de 5-10% dos cancros do cólon são causados por HNPCC. As linhagens com esta doença têm um modo de hereditariedade autossómico dominante e uma história familiar positiva de cancro do cólon que ocorre numa idade jovem. O risco ao longo da vida nos indivíduos afectados é de 80%, com uma idade média de desenvolvimento do cancro de 45 anos. Em contraste com o cancro do cólon esporádico, dois terços dos tumores ocorrem proximalmente. Num subgrupo de doentes, existe também uma incidência aumentada de cancros do endométrio, ovário, aparelho urinário, estômago, pâncreas, intestino delgado e SNC, relacionada com a hereditariedade de diferentes mutações do gene de reparação de incompatibilidade. As pessoas que preenchem os critérios para HNPCC devem ser encaminhadas para avaliação do pedigree, testes genéticos (ver acima) e colonoscopia. Estes exames devem ser iniciados por volta dos 25 anos de idade ou 5-10 anos antes do caso mais jovem de cancro na família. A colonoscopia deve ser repetida a cada 1-2 anos mas, mesmo assim, podem ocorrer cancros de intervalo. É possível obter uma história familiar de cancro colorrectal em 20% dos doentes que não preenchem os critérios para HNPCC. Nestas famílias, o risco de desenvolver cancro do cólon ao longo da vida é de 1 em 12 e 1 em 6, respetivamente, quando um ou dois familiares de primeiro grau são afectados. O risco é ainda maior se os familiares forem afectados numa idade precoce. Os genes responsáveis por estes casos são, no entanto, desconhecidos. A maioria dos tumores resulta da transformação maligna de um pólipo adenomatoso benigno. Mais de 65% ocorrem no rectosigmóide e outros 15% recorrem ao ceco ou ao cólon ascendente. Os tumores síncronos estão presentes em 2-5% dos doentes. A disseminação ocorre através da parede do intestino. Os cancros rectais podem invadir as vísceras pélvicas e as paredes laterais. A invasão linfática é comum na apresentação, tal como a disseminação através das circulações portal e sistémica para atingir o fígado e, menos frequentemente, os pulmões. O estádio do tumor aquando do diagnóstico é o fator determinante mais importante do prognóstico.

6. Megacólon **adquirido-**

Pode desenvolver-se na infância como resultado da retenção voluntária de fezes durante o treino para ir à casa de banho. Nestes casos, surge após o primeiro ano de vida e distingue-se da doença de Hirschsprung pela vontade de defecar e pela presença de fezes no reto. Normalmente responde a laxantes osmóticos. Nos adultos, o megacólon adquirido tem várias causas. É observado em doentes deprimidos ou dementes, quer como parte da doença, quer como efeito secundário de medicamentos antidepressivos. A utilização indevida e prolongada de laxantes estimulantes pode provocar a degenerescência do plexo mioentérico, enquanto a interrupção da inervação sensorial ou motora pode ser responsável por uma série de doenças neurológicas. Os doentes que tomam grandes doses de analgésicos opiáceos podem desenvolver um megacólon: a chamada "síndrome do intestino narcótico". A esclerodermia e o hipotiroidismo são outras causas reconhecidas.

8. Incontinência fecal

As causas mais comuns de incontinência são Os doentes de alto risco incluem idosos frágeis, mulheres após o parto e pessoas com perturbações neurológicas/espinhais graves, dificuldades de aprendizagem ou deficiências cognitivas. As doentes têm muitas vezes vergonha de admitir a incontinência e podem queixar-se apenas de "diarreia". Uma história e um exame cuidadosos, especialmente do anorecto e do períneo, podem ajudar a estabelecer a causa subjacente. A ecografia endoanal é valiosa para definir a integridade dos esfíncteres anais, enquanto a fisiologia anorrectal e a proctografia por RM são também investigações úteis.

9. Doença de Hirschsprung

Esta doença caracteriza-se por obstipação e dilatação do cólon (megacólon) devido à ausência congénita de células ganglionares no intestino grosso. A incidência é de aproximadamente 1: 5000. Cerca de um terço dos doentes tem uma história familiar positiva e, nestas famílias, a doença é herdada de forma autossómica dominante com penetrância incompleta. Cerca de 50% dos casos familiares e 15% dos casos esporádicos têm mutações que afectam o proto-oncogene RET, que também está implicado na neoplasia endócrina múltipla tipo 2 (MEN 2) (p. 795). Ao contrário da MEN 2, que é causada por mutações RET activadoras, a doença de Hirschprung é causada por mutações de perda de função. Embora o RET seja o gene de suscetibilidade mais importante, alguns doentes com mutações RET não desenvolvem doença clínica e foram identificadas mutações noutros genes que interagem para causar a doença. Todos os genes implicados na doença de Hirschprung estão envolvidos na regulação da neurogénese entérica e as mutações causam uma falha na migração dos neuroblastos para a parede intestinal durante a embriogénese. As células ganglionares estão ausentes dos plexos nervosos, mais frequentemente num segmento curto do reto e/ou do cólon sigmoide. Como resultado, o esfíncter anal interno não consegue relaxar. A obstipação, a distensão abdominal e os vómitos normalmente desenvolvem-se imediatamente após o nascimento, mas alguns casos não se apresentam até à infância ou adolescência. O reto está vazio ao exame digital. O enema de bário mostra um reto pequeno e dilatação do cólon acima do segmento estreitado. São necessárias biópsias de espessura total para demonstrar os plexos nervosos e confirmar a ausência de células ganglionares. São também utilizadas colorações histoquímicas para a acetilcolinesterase. A manometria anorrectal demonstra que o reto não relaxa com a distensão do balão. O tratamento envolve a ressecção do segmento afetado.

10. Fissura anal

Uma fissura anal (sinónimo: fissure-in-ano) é uma divisão longitudinal na anoderme do canal anal distal, que se estende da borda anal proximalmente em direção à linha dentada, mas não para além dela.

A causa de uma fissura anal, e particularmente a razão pela qual a linha média posterior é tão frequentemente afetada, não é completamente compreendida. Classicamente, as fissuras anais agudas surgem do trauma causado pela evacuação forçada de fezes duras ou, menos frequentemente, pela passagem repetida de diarreia. A localização na linha média posterior talvez esteja relacionada com as forças de cisalhamento exageradas que actuam nesse local durante a defecação, combinadas com uma anoderme menos elástica dotada de uma maior densidade de extensões musculares longitudinais nessa região da circunferência anal. A fissura anal anterior é muito mais comum nas mulheres e pode surgir após o parto vaginal. A perpetuação e a cronicidade podem resultar de traumatismos repetidos, hipertonicidade anal e insuficiência vascular, quer secundária a um aumento do tónus esfincteriano, quer porque a comissura posterior é menos bem perfundida do que o resto da circunferência anal.

11. Prolapso rectal

A mucosa e a submucosa do reto sobressaem para fora do ânus cerca de 1-4 cm. Quando a mucosa prolapsada é palpada entre o dedo e o polegar, é evidente que não é composta por mais do que uma camada dupla de mucosa.

> Em bebés

O trajeto direto do reto para baixo, devido à curva sacral ainda não desenvolvida, predispõe a esta condição, assim como o tónus anal reduzido em repouso, que oferece um apoio diminuído ao revestimento mucoso do canal anal.

> Em crianças

O prolapso da mucosa começa frequentemente após um ataque de diarreia ou devido à perda de peso e consequente perda de gordura no ísquio-rectal.

> Em adultos

Nos adultos, esta condição está frequentemente associada a hemorróidas de terceiro grau. Na mulher, a rotura do períneo e, no homem, o esforço devido a obstrução uretral predispõem ao prolapso da mucosa. Na velhice, tanto o prolapso da mucosa como o da espessura total estão associados à atonia do mecanismo do esfíncter, mas não se sabe se esta é a causa do problema ou se é secundária a ele. O prolapso parcial pode seguir-se a uma operação para fístula em ano em que uma grande porção de músculo tenha sido dividida. Neste caso, o prolapso está normalmente localizado no quadrante afetado e raramente é progressivo. A membrana mucosa prolapsada é cor-de-rosa; as hemorróidas internas prolapsadas são cor de ameixa e mais pedunculadas.

12. Proctite

Por vezes, a inflamação limita-se à mucosa rectal; noutros casos, está associada a uma doença semelhante no cólon (proctocolite). A inflamação pode ser aguda ou crónica. Os sintomas são tenesmo e a passagem de sangue e muco e, em casos graves, também de pus. Embora o doente tenha um desejo intenso e frequente de defecar, a quantidade de fezes eliminadas de cada vez é pequena. A proctite aguda é geralmente acompanhada de mal-estar e pirexia. Ao exame rectal, a mucosa apresenta-se edemaciada e frequentemente sensível. A proctoscopia raramente é suficiente, sendo a sigmoidoscopia o método de exame mais válido. Se o diagnóstico for confirmado, é obrigatória a realização de uma colonoscopia com múltiplas biopsias, para determinar a extensão do processo inflamatório. É necessária uma avaliação patológica especializada para estabelecer ou excluir o diagnóstico de infeção específica através de exame bacteriológico e cultura das fezes, exame de raspagens ou zaragatoas de úlceras e testes serológicos. A proctite inespecífica é uma condição inflamatória que afecta a mucosa e, em menor grau, a submucosa, confinada ao reto distal. Em 10% dos casos, a doença estende-se a todo o cólon.

> Etiologia

Este facto é desconhecido. O conceito de que a doença é uma forma ligeira e limitada de colite ulcerosa (embora a ulceração real não esteja frequentemente presente) é a hipótese mais aceitável.

13. Fissura anal

Uma fissura anal (sinónimo: fissure-in-ano) é uma divisão longitudinal na anoderme do canal anal distal, que se estende da borda anal proximalmente em direção à linha dentada, mas não para além dela.

> Etiologia

A causa de uma fissura anal, e particularmente a razão pela qual a linha média posterior é tão frequentemente afetada, não é completamente compreendida. Classicamente, as fissuras anais agudas surgem do trauma causado pela evacuação forçada de fezes duras ou, menos frequentemente, pela passagem repetida de diarreia. A localização na linha média posterior talvez esteja relacionada com as forças de cisalhamento exageradas que actuam nesse local durante a defecação, combinadas com uma anoderme menos elástica dotada de uma maior densidade de extensões musculares longitudinais nessa região da circunferência anal. A fissura anal anterior é muito mais comum nas mulheres e pode surgir após o parto vaginal. A perpetuação e a cronicidade podem resultar de traumas repetidos, hipertonicidade anal e insuficiência vascular, quer secundária a um aumento do tónus esfincteriano, quer porque a comissura posterior é menos bem perfundida do que o resto da circunferência anal.

14. Hemorróidas

A prevalência de hemorróidas quando os doentes são avaliados por proctoscopia supera largamente a prevalência de sintomas, pelo que o termo só deve ser utilizado quando os doentes apresentam sintomas que lhes sejam referentes. Ocasionalmente, os doentes com hipertensão portal desenvolvem varizes rectais, mas estas não devem ser confundidas com hemorróidas, pois as consequências podem ser desastrosas. As hemorróidas internas (grego: haima = sangue, rhoos = fluir; sinónimo: piles, latim: pila = uma bola) são almofadas anais sintomáticas e situam-se caraterísticamente nas posições das 3, 7 e 11 horas (com o doente na posição de litotomia). Para além disso, podem ser observadas hemorróidas entre as massas pilosas principais, sendo neste caso hemorróidas internas na posição secundária. As hemorróidas externas estão relacionadas com os canais venosos do plexo hemorroidário inferior, profundamente na pele que rodeia a borda anal, e não são verdadeiras hemorróidas; normalmente, só são reconhecidas na sequência de uma complicação, que é, na maioria dos casos, uma trombose aguda solitária e dolorosa. As hemorróidas externas associadas a hemorróidas internas ("hemorróidas interexternas") resultam da progressão destas últimas para envolver ambos os plexos hemorroidários e são melhor consideradas como extensões externas de hemorróidas internas. As hemorróidas internas secundárias surgem como resultado de uma condição específica, embora os mecanismos envolvidos possam ser os mesmos que os envolvidos na formação de hemorróidas internas primárias. A causa mais importante, embora relativamente pouco frequente, é o carcinoma do anorecto, mas existem muitas outras causas, que podem ser classificadas da seguinte forma - locais, por exemplo, deformidade anorrectal, esfíncter anal hipotónico; - abdominais, por exemplo, ascite; - pélvicas, por exemplo, útero gravídico, neoplasia uterina (fibroide, carcinoma do útero ou do colo do útero), neoplasia do ovário, carcinoma da bexiga; - neurológicas, por exemplo, paraplegia, esclerose múltipla.

Hemorróidas internas primárias

Teorias de desenvolvimento Hipertensão portal e veias varicosas As concepções erróneas relativas à anatomia vascular do canal anal (nomeadamente a falta de apreciação das comunicações entre os sistemas portal e sistémico e a "normalidade" das dilatações venosas) conduziram a teorias de desenvolvimento de hemorróidas internas primárias que perduraram durante vários séculos. Pensava-se que a postura erecta do homem (sabemos pouco sobre os problemas hemorroidais nos animais), a falta de válvulas no sistema venoso portal e a pressão abdominal elevada contribuíam para o desenvolvimento de varizes anais. Se a pressão venosa portal elevada fosse de facto a causa, seria de esperar uma incidência elevada em indivíduos que sofrem de hipertensão portal; no entanto, embora estes doentes tenham uma incidência mais elevada de varizes anorrectais, estas são uma entidade anatómica e clínica distinta das hemorróidas, que não são observadas com mais frequência do que nas pessoas sem cirrose, hipertensão portal e varizes esofágicas.

> Outras causas vasculares

Historicamente, alguns consideravam que as hemorróidas eram hemangiomatosas ou que resultavam de alterações do tecido erétil que faz parte do mecanismo de continência, como a hiperplasia do "corpus cavernosum recti".

> Infeção

A infeção repetida do revestimento anal, secundária a um traumatismo durante a defecação, foi postulada como causa do enfraquecimento e da erosão das paredes das veias da submucosa. Esta hipótese é difícil de aceitar, uma vez que uma das propriedades verdadeiramente incríveis do canal anal é a sua resistência à infeção, bem como a capacidade da sua mucosa para cicatrizar após uma intervenção cirúrgica, apesar da torrente de microrganismos que a atravessam.

> Dieta e consistência das fezes

Tem sido dada muita ênfase ao papel da obstipação no desenvolvimento das hemorróidas e, de facto, grande parte do tratamento dos doentes envolve tentativas de "normalizar" os hábitos intestinais. Uma dieta deficiente em fibras resulta num tempo de trânsito intestinal prolongado, que está associado à passagem de fezes mais pequenas e mais duras que requerem mais esforço para serem expelidas. A presença de uma massa fecal dura

no reto pode obstruir o retorno venoso, resultando no ingurgitamento das veias anais com o ato de fazer esforço com as fezes ou de estar sentado durante períodos prolongados no lavatório com o períneo relaxado, causando uma perturbação do fluxo vascular. No entanto, o padrão epidemiológico da obstipação é diferente do da doença hemorroidária e, de facto, foi demonstrada uma associação entre hemorróidas e doenças diarreicas.

> Hipertonia anal

A associação entre o aumento da pressão de repouso do canal anal e as hemorróidas é bem conhecida, mas a questão de saber se a hipertonia anal causa sintomas atribuíveis a hemorróidas ou se a hipertrofia da almofada anal causa hipertonia anal é objeto de debate. O facto de a hemorroidectomia cirúrgica restaurar as pressões de repouso para o intervalo normal não é uma prova absoluta de que as massas pilosas sejam a causa da hipertonia. No entanto, deve ser lembrado que existe uma proporção significativa de doentes que sofrem de sintomas hemorroidais, nos quais o canal anal é relativamente patuloso e existe prolapso da mucosa, que está associado a descida perineal e neuropatia pudenda.

> Envelhecimento

Em contraste com a almofada anal do início da vida, com a idade, as estruturas de suporte apresentam uma maior proporção de colagénio do que de fibras musculares e estão fragmentadas e desorganizadas. Presumivelmente, estas alterações surgem ao longo do tempo com o uso continuado do canal anal para defecar; no entanto, são observadas alterações semelhantes histologicamente em hemorróidas excisadas cirurgicamente em doentes mais jovens.

> Vista atual

As forças de cisalhamento que actuam no ânus (por uma variedade de razões) levam à deslocação caudal das almofadas anais e ao trauma da mucosa. Com o tempo, a fragmentação das estruturas de suporte (uma consequência normal do envelhecimento, mas talvez acelerada nas pessoas com hemorróidas) leva à perda de elasticidade das almofadas, de tal forma que estas deixam de se retrair após a defecação.

Fístula-em-ano

Uma fístula no ânus, ou fístula anal, é uma comunicação anormal crónica, normalmente revestida até certo ponto por tecido de granulação, que se estende do lúmen anorrectal (a abertura interna) para uma abertura externa na pele do períneo ou da nádega (ou raramente, nas mulheres, para a vagina). As fístulas anais podem estar associadas a doenças específicas, como a doença de Crohn, a tuberculose, o linfogranuloma venéreo, a actinomicose, a duplicação rectal, o corpo estranho e a malignidade (que também pode, muito raramente, surgir no interior de uma fístula de longa duração), devendo suspeitar-se destas se os achados clínicos forem invulgares. No entanto, a maioria é denominada inespecífica, idiopática ou criptoglandular, e a infeção da glândula anal interesfincteriana é considerada central.

Por razões desconhecidas, as fístulas anais não específicas são mais comuns nos homens do que nas mulheres. A incidência global é de cerca de 9 casos por 100 000 habitantes por ano na Europa Ocidental e as pessoas na terceira, quarta e quinta décadas de vida são as mais frequentemente afectadas. Os doentes queixam-se normalmente de corrimento purulento intermitente (que pode ser sanguinolento) e de dor (que aumenta até ocorrer um alívio temporário quando o pus sai). É frequente, mas não invariável, a existência de um episódio prévio de sepsia anorrectal aguda que se resolveu (de forma incompleta) espontaneamente ou com antibióticos, ou que foi drenado cirurgicamente. A passagem de flatos ou fezes através da abertura externa é sugestiva de uma abertura interna rectal e não anal.

CAPÍTULO 6

Discussão

A discussão é o principal substrato de qualquer tipo de trabalho de investigação. Compreende o debate sobre os resultados obtidos num estudo aplicado. Não é mais do que o raciocínio lógico das observações. Se todos os pontos forem discutidos com um raciocínio correto, ajudam a tirar conclusões adequadas. A aplicação prática dos conhecimentos anatómicos ao diagnóstico e ao tratamento é designada por anatomia aplicada. O conhecimento da anatomia é incompleto se não se considerar a sua relação com as várias afecções encontradas na prática. Como tal, na *Ayurveda*, não há casos em que a anatomia seja explicada no seu aspeto aplicado. Cabe exclusivamente ao investigador apreender esse ponto de vista. Neste estudo, foi feita uma tentativa para decifrar o aspeto aplicado do *Annavaha Srotas* com base na sua explicação anatómica. Na *Ayurveda,* há uma descrição pormenorizada dos *Srotas. Os Acharyas* mencionaram *Sthula Srotas* como-Pranavaha*, Udakavaha, Annavaha, Rasa-Raktadi Dhatuvaha, Purishavaha, Swedavaha, Mutravaha* e *Artavavaha.* Estes são mencionados como sistemas na linguagem moderna como - Sistema Respiratório, Sistema Digestivo, Sistema Circulatório, Sistema Reprodutivo, etc.

Os Srotas estão relacionados uns com os outros, quando um *Srotas* está viciado, os outros *Srotas* também são afectados. Se *Annavaha Srotas* estiver viciado, afecta outros *Srotas* como *Pranavaha, Rasavaha* e *Purishavaha Srotas.* Estes efeitos também são evidentemente comprovados pela ciência médica moderna, segundo a qual o sistema digestivo é o local que disponibiliza uma grande quantidade de elementos, factores extrínsecos, vitaminas, moléculas produtoras de energia, etc., úteis para o funcionamento de outros sistemas, bem como para a eliminação de resíduos e materiais tóxicos.

O conceito de *Srotovigyan* a nível celular está muito bem descrito nos clássicos. Como a medicina moderna desenvolveu um ramo separado chamado Bioquímica, que lida principalmente com várias interações a nível molecular e celular, um conceito semelhante relacionado com o nível molecular e celular é explicado pelos nossos *Acharyas.*

Nível molecular - O nível de organização que tem um componente mais pequeno, o nível químico, inclui todos os átomos e todas as moléculas do corpo. Certos átomos, como o oxigénio, o azoto e o cálcio, são essenciais para a manutenção da vida. Quase 99% do corpo humano é composto por seis elementos, ou seja, carbono, oxigénio, hidrogénio, azoto, cálcio e fósforo. Os átomos combinam-se para formar moléculas no corpo. Do mesmo modo, a teoria básica da *Ayurveda* baseia-se em *"Sarvadravyam Panchbhauticam"*. Estes cinco elementos são *Prithvi, Jala, Agni, Vayu, Akash e,* em conjunto, são designados por *Panchmahabhoot*. Significa que tudo neste universo, incluindo o corpo humano, é constituído por estes cinco elementos. *Achrya* Charak também disse que o homem é o epítome do universo. Portanto, tudo o que existe no vasto universo externo (macrocosmo), também aparece no cosmos interno do corpo humano, ou seja, *"Yat Pinde Tat Brahmande"*. Estes cinco elementos estão presentes em vários rácios e proporções no corpo humano. Com base na predominância destes elementos em vários componentes, distinguem-se como *Apya, Parthiva, Vayaviya, Akashiya* e *Taijasa*.

Nível celular - Moléculas como as proteínas, os hidratos de carbono e as gorduras combinam-se, por sua vez, para formar estruturas no nível superior de organização seguinte - o nível celular. As células são a unidade estrutural e funcional de base de um organismo. Entre os muitos tipos de células existentes no nosso corpo contam-se as células musculares, as células nervosas, etc. *Acharya Charak* disse no sétimo capítulo do *Sharir Sthan* que as partes do corpo podem ser subdivididas em inumeráveis componentes individuais chamados *"Parmanus"*. São inumeráveis devido ao seu grande número, à sua estrutura altamente minuciosa e à capacidade perceptiva limitada dos órgãos dos sentidos. As suas estruturas microscópicas podem ser correlacionadas com a célula.

É também significativo notar que tanto *Acharya Charak* como *Chakrapani* mencionaram o termo *"Ayan mukha"*, que se refere ao local de saída ou entrada de uma substância. *Srotas* como *Ayana* cumprem dois objectivos

Fluxo de substâncias - Servem de canais através dos quais são transportados os nutrientes (*Prasad*) e os resíduos (*Mala*).

Secreção de diferentes substâncias - Estruturas através das quais os nutrientes e os produtos residuais passam de e para o *Sthai* ou *Poshya Dhatu*, respetivamente.

Do que precede depreende-se que os canais finos de transporte servem não só como meio de circulação de nutrientes, mas também como meio de saída e entrada de nutrientes e produtos residuais do tecido formado existente ou *Sthai Dhatus* (após o metabolismo), e isto pode ser melhor compreendido como transporte trans-membranar de diferentes substâncias através de vários mecanismos.

Na *Ayurveda, o Mahasrotas* é uma estrutura semelhante a um tubo formada pelo fluxo de *Vayu* que se estende da boca ao ânus e inclui *Annanalika, Amashaya, Kshudrantra* e *Pakvashaya*. Enquanto o trato gastrointestinal tem origem na endoderme, que é uma primeira forma de folha plana, convertida em tubo pela formação da cabeça, da cauda e das pregas laterais do disco embrionário. Este tubo é o intestino. O intestino é constituído por intestino anterior, intestino médio e intestino posterior. O esófago, o estômago e a parte superior do duodeno são derivados do intestino anterior. O jejuno, o íleo e o cólon ascendente derivam do intestino médio. O terço esquerdo do cólon transverso, o cólon descendente e pélvico, o reto e o canal anal são derivados do intestino posterior.

O *Mahasrotas* é uma estrutura tubular longa que se estende da boca ao ânus e inclui o *Amashaya* e o *Pakvashaya*, enquanto o trato gastrointestinal é a mesma estrutura que inclui o esófago, o estômago, o intestino delgado e o intestino grosso. *A Ayurveda* mencionou o termo *Kostha* para a cavidade abdominal na qual se situam *os Kosthangas*, enquanto a ciência médica moderna a designou por cavidade toraco-abdominal, onde se encontram os órgãos viscerais. O termo *Ashaya* significa *Adhisthan* (lugar onde se pode permanecer durante algum tempo), por exemplo, *Amashaya* é o *Ashaya* onde *Ama- Anna* permanece durante algum tempo. O mesmo acontece com o estômago, onde a refeição permanece durante algum tempo para facilitar a mistura e a digestão adequadas dos sucos gástricos misturados. De acordo com a *Ayurveda, o Amashaya* situa-se entre *Nabhi* e *Stana*, ao passo que, de acordo com a ciência médica moderna, o estômago situa-se principalmente no hipocôndrio esquerdo, que é semelhante ao mencionado na *Ayurveda*. *O Amashaya* é considerado a sede de *Pitta* e *Kapha*, especialmente *Pachaka Pitta* e *Kledaka Kapha*. Os diferentes sucos gástricos e o ácido clorídrico segregados pelas células do estômago podem ser atribuídos às mesmas propriedades de *Pitta*, como a liquefação e a decomposição da *Anna*. O ácido clorídrico contribui para a transformação do pepsinogénio em pepsina e para a combinação da vitamina B12 com o fator intrínseco. Do mesmo modo, o muco segregado pelas glândulas do estômago tem as propriedades de *Kledaka Kapha* como lubrificação de *Anna* e proteção da parede do estômago.

Grahani está situado entre *Amashaya* e *Pakvashaya*. Também é designado por *Pittadhara Kala*. O intestino é a parte do TGI situada entre o estômago e o intestino grosso e pode ser considerado como *Grahani* e toda a membrana do intestino delgado pode ser chamada de *Pittadhara Kala*. *Grahani* é o local de *Samana Vata*, responsável pela digestão dos alimentos e pela discriminação dos seus produtos. Quando está viciado, provoca as doenças *Gulma, Agnisada, Atisara*, etc. Enquanto o fornecimento autonómico desta região pelo nervo vago tem a mesma função, tal como na ansiedade, diminui a secreção de sucos gástricos, causando *Agnisada, Atisara*, etc. *A Ayurveda* menciona que *Pakvashaya* está situado entre *Nabhi* e *Shroni*. É o local de *Vata*, especialmente *Apana Vata*, que é responsável pela eliminação de *Mala* no momento adequado. Enquanto a ciência médica diz que o intestino grosso é a parte do TGI que tem a mesma função. De acordo com a *Ayurveda, Amashaya* é a sede de *Ranjaka Pitta*, que transforma *Rasa* em *Rakta* através de *Ranjana Karma*, ao passo que, de acordo com a ciência médica, isto é semelhante à função da vitamina B12, devido ao complexo B12 Transcobalamin-II, que é finalmente segregado na circulação portal, de onde é absorvido pelo fígado, medula óssea e outras células para a formação do sangue. Anatomicamente, o *Annavaha Srotas* está relacionado com o esófago, o estômago e o intestino delgado, porque a digestão e a absorção ocorrem até à última parte do intestino delgado.

Moola Sthan de *Annavaha Srotas* é *Amashaya* e *Vama Parshwa*. Em *Vama Parshwa - Amashaya, pleeha* e a parte descendente do *vrahadantra* estão presentes. De acordo com a ciência médica, o estômago é a parte do sistema digestivo. Está situado principalmente na região hipocondríaca esquerda. As outras estruturas presentes nesta região são o baço e o intestino grosso descendente, que são partes de *Raktavaha Srotas* e *Purishavaha Srotas*, respetivamente. Assim, apenas o estômago, que está situado no hipocôndrio esquerdo, parece distendido no *Vama Parshwa* quando está cheio de comida. De acordo com a *Ayurveda, Amashayaanta* é o lugar de *Sushir Snayu* e a função de *Snayu* é ligar e, assim, ajudar a suportar o peso, enquanto a ciência médica descreveu que o esfíncter pilórico é a última parte do estômago e semelhante em função, dureza estrutural e força. A natureza de ligação aqui é clara no facto de o esfíncter estar sempre num estado de constrição, suportando assim o peso do conteúdo presente acima dele. De acordo com *Acharaya Sushruta, os Annavahi Dhamanies* são em número de dois e situam-se em toda a parte entre *Amashaya* e *Pakvashaya*. *Acharya Charak* disse que, após a digestão, a parte final da essência de Aahar, ou seja, *Aahar Rasa*, é distribuída em todas as partes do corpo através dos *Dhamanies* (vasos). *Acharya Hariprapannaji*, em *Rasa Yoga Sagar* diz *Rasavaha Dhamani* em vez de *Annavahi Dhamani*. *Ghanekar* correlaciona as artérias mesentérica superior e celíaca com os *Annavahi Dhamanies* que fornecem a nutrição à parede do estômago e do intestino delgado para o seu funcionamento correto. Por conseguinte, *os Annavahi Dhamanies* devem ser considerados como vasos do intestino delgado envolvidos na absorção de alimentos.

O estilo de vida alterado tem o maior impacto no trato gastrointestinal inferior do que em qualquer outro sistema do corpo; por conseguinte, várias doenças são muito comuns na era atual, devido a vários factores como

Alteração dos hábitos intestinais

Devido a uma agenda muito preenchida, as pessoas geralmente retêm o impulso natural de defecar, o que resulta numa diminuição da motilidade do trato gastrointestinal.

Hábitos alimentares

Hoje em dia, as pessoas utilizam livremente a fast food, os alimentos embalados, a dieta pobre em fibras, etc. Todos estes factores dão origem a numerosas perturbações do IG baixo.

Modo de vida

A inatividade ou o estilo de vida sedentário e o ambiente stressante produzem certas doenças gastrointestinais.

Os números seguintes mostram a situação crítica destas doenças

- A prevalência da obstipação funcional é relatada acima de 15% da população geral na maioria dos estudos realizados nos últimos anos.
- A SII afecta cerca de 11% da população a nível mundial. Cerca de 30% das pessoas que apresentam os sintomas da SII consultam um médico por causa dos sintomas da SII. Estas pessoas não apresentam sintomas abdominais significativamente diferentes das que não consultam, mas têm níveis mais elevados de ansiedade e uma qualidade de vida inferior. Internacionalmente, há uma predominância feminina na prevalência da SII. Há menos 25% de SII diagnosticada em pessoas com mais de 50 anos e não há associação com o estatuto socioeconómico.
- O cancro colorrectal é o terceiro tipo de cancro mais comum e a segunda causa de mortalidade relacionada com o cancro nos países ocidentais, com mais de 600.000 mortes em todo o mundo (Organização Mundial de Saúde, fevereiro de 2006). Considera-se que aproximadamente 6% da população sofrerá de CCR, o que resulta numa taxa de mortalidade de 40%.
- A doença diarreica é a segunda principal causa de morte das crianças com menos de cinco anos e é responsável pela morte de cerca de 525 000 crianças todos os anos.

Os dados acima referidos ilustram a situação atual no que diz respeito às perturbações do trato gastrointestinal inferior e os governos ou o sistema de saúde também gastam mais orçamentos e fundos para combater estas situações. *A Ayurveda* pode desempenhar um papel significativo neste cenário, uma vez que os clássicos mencionam vários aspectos curativos e preventivos.

A descrição do ambiente do trato gastrointestinal inferior (TGI) encontra-se nos clássicos em diversos locais, mas a sua descrição fisio-anatómica também é discrepante da ciência contemporânea. Por conseguinte, é necessário explorar a fisio-anatomia de várias partes do TGI inferior, o que ajudará a compreender melhor a descrição clássica de várias doenças do TGI inferior e os seus aspectos preventivos e curativos.

Os Acharyas deram uma importância primordial ao intestino, e quase todas as doenças têm origem no intestino. Também mencionaram a descrição anatómica e funcional detalhada do TGI inferior. Assim, este estudo fornecerá uma base para compreender a anatomia clínica e funcional de *Annavaha Srotas* As Gastro Intestinal Tract.

BIBLIOGRAFIA

Literatura Ayurvédica

1. Agur, AMR, Lee: M Grant's Atlas of Anatomy, 10th ed. Baltimore, Lippincott Williams & Wilkins, 199.

2. Athawale, Vaidya PG: ***Drishthartha Shareeram,*** Parte I, 2nd ed. Drishtharthamala Prakashan, Nagapur.

3. Chakraborty, Dr. NC: ***Fundamentals of Human Anatomy,*** Vol II, 2nd Ed. New Central Book Agency (P) Ltd. Kolkata 2003.

4. Chakrapani Dutta: ***Ayurved Dipika, commentaryon Charak Samhita,*** Revised by Vaman Shastri, Nirnay Sagar Press, 1992

5. Di Fiore, Marriano SH: ***Atlas de Histologia Humana,*** 5th ed. KM Varghese Company, Bombaim, 1981.

6. Dwivedi, Vaidya Rama Nath: ***Sausruti,*** 4th ed. Chaukhamba Sanskrit Series Office, Varanasi, 1975.

7. Gaur Pandit Damodar Sharma: ***Abhinava Shareeram,*** 1st ed., Shri Baidyanath Ayurved Bhavan Pvt. Shri Baidyanath Ayurved Bhavan Pvt. Ltd., Calcutá, 1964.

8. Gaur Pandit Damodar Sharma: ***Parishadyam Shabdarth Shareeram,*** 1st ed. Shri Baidyanath Ayurved Bhavan Pvt. Ltd., Calcutá, 1964.

9. Ger R. Abrhams, P, Oslon TR: ***Essentials of Clinical Anatomy,*** 2nd ed., New York, The Parthenon Publishing Group, 1996. Nova Iorque, The Parthenon Publishing Group, 1996.

10. Ghanekar, Dr. Bhaskar Govind: *Ayurved Rahasya Deepika Hindi Commentary on* **Sushrut Samhita Nidana Sthanam,** reimpressão 1998, Mehar Chand Lachmandas Publication, Nova Deli.

11. Ghanekar, Dr. Bhaskar Govind: *Ayurved Rahasya Deepika Hindi Commentary on* **Sushrut Samhita Sharir Sthanam,** reimpressão 1998, Mehar Chand Lachmandas Publication, Nova Deli.

12. Ghanekar, Dr. Bhaskar Govind: *Ayurved Rahasya Deepika Hindi Commentary on* **Sushrut Samhita Sutra Sthanam,** reimpressão 1998, Mehar Chand Lachmandas Publication, Nova Deli.

13. Moore KL, Dalley AF: **Clinically Oriented Anatomy,** 4th ed. Baltimore, Lippincott Williams & Wilkins, 1999.

14. Moore KL, Persaud TVN: **The Developing Human Clinically Oriented Embryology,** 6th ed., Philadelphia WB Saunders, 1998. Filadélfia, WB Saunders, 1998.

15. Moore, KL, Anne MR Agur: **Essential Clinical Anatomy,** 2nd ed., Philadelphia. Philadelphia, Lippincott Williams & Wilkins, 2002.

16. Sahana, S.N.: **Human Anatomy,** Vol I, Central Educational Enterprises, Calcutá, 1985.

17. Sahana, S.N.: **Human Anatomy,** Vol II, Central Educational Enterprises, Calcutá, 1985.

18. Shastri, Kashi Nath: **Charak Samhita,** Comentário Vidyotini sobre Charak Samhita, Academia Chaukhamba Bharti, Varanasi, 1991.

19. Singh, Inderbiv, Pal GP: **Human Embryology,** 8th ed., Macmillan

Publishers, India Ltd. Macmillan Publishers, India Ltd. 2/10, Ansari Road, Daryaganj, Nova Deli.

20. Skandalakis JE, Skandalakis PN, Skandalakis LJ: *Surgical Anatomy and Technique - a pocket manual,* Nova Iorque, Springer - Verlag, 1995.

21. Toratora, Gerard J, Anagnostakos, Nicholas P: *Principles of Anatomy and Physiology,* 4th ed. Harper & Row Publishers, Nova Iorque.

22. .

23. Varrier, Vaidyaratnam PS: *Ashthanga Shareeram,* 2nd ed. The Arya Vaidya Sala, Kottakal.

24. Varrier, Vaidyaratnam PS: *Brihacchareeram Part I,* 1st ed. The Arya Vaidya Sala, Kottakal.

25. Varrier, Vaidyaratnam PS: *Brihacchareeram Part II,* 1st ed. The Arya Vaidya Sala, Kottakal.

26. Williams PL, Bannister LH, Berry MM Collins P, Dussek JE, Ferguson MWJ. (Eds): *Gray's Anatomy - the anatomical basis of medicine and surgery,* 38th Ed. Nova Iorque, Churchill Livingstone, 1995

27. Anson & Mc Vay: *Surgical Anatomy Vol I,* 6th ed. W.B. Saunders Company.

28. Anson & Mc Vay: *Surgical Anatomy Vol II,* 6th ed. W.B. Saunders Company.

29. Anson & Mc Vay: *Surgical Anatomy Vol III,* 6th ed. W.B. Saunders Company.

30. Irving Rehaman e Nathan Hiatt: *Descriptive Atlas of Surgical Anatomy,* the Blakiston Division Mc Graw-Hill Book Company.

31. *Manual of Surgical Anatomy,* Divisão de Cirurgia Geral, Exército e Marinha dos EUA e Conselho de Defesa Nacional.

32. Dr (Mrs) Reeta Singh : *Sushruta's Approach to Applied and Surgical Anatomy,* National Academy of Ayurveda, dezembro de 2000 Tese apresentada para a atribuição do título de membro do MRAV, Nova Deli.

33. Bhishagacharya Harishastri Paradkar Vaidya com Sarvanga Sundara: *Ashtang Hridaya de Acharya Vagbhat,* 8th edição, comentário de Arunadatta, Chaukhamba Orentalia Varanasi, 1998.

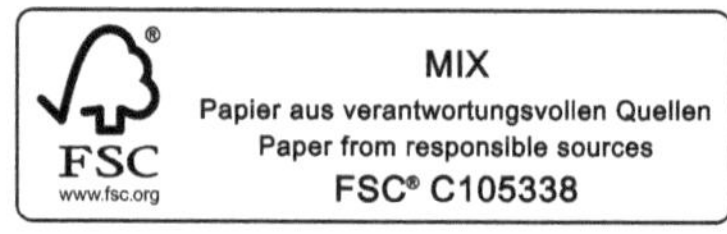

Printed by Books on Demand GmbH, Norderstedt / Germany